想瘦哪里瘦哪里

魔力瑜伽带瘦身

[韩]杜相基◎著　王志国◎译

吉林出版集团
吉林科学技术出版社

图书在版编目（CIP）数据

想瘦哪里瘦哪里·魔力瑜伽带瘦身/（韩）杜相基著；
王志国译. —长春：吉林科学技术出版社，2013.3
ISBN 978-7-5384-6715-4

Ⅰ.①想… Ⅱ.①杜… ②王… Ⅲ.①减肥—方法
Ⅳ.①R161

中国版本图书馆CIP数据核字（2013）第066233号

S라인 몸매를 만드는 밴드 다이어트© 2009 by Sang Ki Doo
Original Korean edition published by Iaso Publishing Co., Ltd.
Simplified Chinese translation copyright © 2013 by Jilin Science & Technology Publishing House
Simplified Chinese Character translation rights arranged with Iaso Publishing Co., Ltd.
through Easy Agency and Beijing GW Culture Communications Co., Ltd.
版权代理：北京水木双清文化传播有限责任公司

想瘦哪里瘦哪里·魔力瑜伽带瘦身

著　　　杜相基
出 版 人　李　梁
责任编辑　高小禹　于　畅
翻　　译　王志国
助理翻译　赵永旭　潘政旭
封面设计　南关区涂图工作室
制　　版　长春美印图文设计有限公司
开　　本　880mm×1230mm　1/32
字　　数　200千字
印　　张　3.5
印　　数　1-7000册
版　　次　2013年8月第1版
印　　次　2013年8月第1次印刷

出　　版　吉林出版集团
　　　　　吉林科学技术出版社
发　　行　吉林科学技术出版社
地　　址　长春市人民大街4646号
邮　　编　130021
发行部电话/传真　0431-85677817　85635177　85651759
　　　　　　　　　85651628　85600311　85670016
储运部电话　0431-84612872
编辑部电话　0431-85642539
网　　址　www.jlstp.net
印　　刷　长春新华印刷集团有限公司

书　　号　ISBN 978-7-5384-6715-4
定　　价　39.00元

前言

减肥　对于爱美女性来说是个永恒不变的话题，随之而来的减肥方法更是层出不穷。有的人减肥靠减少饮食量；有的人干脆不吃饭；还有的人则服用减肥药品；有的人在看到"保证减肥20斤"的广告之后，又将大把的钱花在了美容院。以上是不是总有一项是大家用过或正在使用的减肥方法呢？

为了减肥去禁食或盲目运动不仅会适得其反，而且也只能看到暂时的效果，一旦停止还会反弹回来，减肥又得重新开始。如此一旦形成了习惯，体内的脂肪便会堆积起来，体质就变得更容易发胖了。

减肥的本质不是单纯地减少体重，而是在保持健康的基础之上想办法减少体内脂肪。那么，这个问题该怎么解决呢？答案是锻炼出能够消耗热量的肌肉，打造一个"干吃不胖"的体质。

目前，介绍瑜伽带减肥法的书籍已经在国内上市。这是一种新概念减肥法，它是集了"起到塑身作用的肌肉训练"、"促进新陈代谢作用的伸展运动"、"提升身体柔韧性的瑜伽运动"和"普拉提运动"为一体的减肥方法。仅需要一根瑜伽带，无论是谁、无论何时、无论何地都可轻松地实现减肥的目的。其本质是利用瑜伽带做一些舒缓的动作，从而有效地达到锻炼肌肉的目的。

只要一提到肌肉，大多数人就会想到那种强有力的，并且很凸起的大块肌肉，因此有些女性朋友便会担心。其实，女性的肌肉即使是经过长时间的训练也是很难达到那种效果的。相反，女性的肌肉经过适当的锻炼，能够促使体内脂肪燃烧，还会加大体内热量的消耗，体形也因此变得更加漂亮。走同样的一步路，有肌肉的女性消耗的热量要比没有肌肉的女性消耗的要多，所以即使不饿肚子体重也会自然而然地减去。

　　为了减肥，人们常常做些走步或晨练之类的有氧运动。但是有氧运动的热量消耗效果极其低下。徒步45分钟，看起来已经大汗淋漓了，但消耗的热量却只有200卡路里。您知道吗？我们在甜品店里吃的一小块蛋糕，其热量能达到400卡路里。那我们到底做哪种类型的运动呢？答案是无氧运动。

　　哪些运动可以达到锻炼肌肉的目的呢？举哑铃、杠铃？似乎不是十分适合以优雅著称的女性朋友。本书强烈推荐要减肥的女性朋友来做瑜伽带运动。想要减肥成功，无氧运动已经不是一种选择而是必须了。

　　本书作者就职于致力于为女士塑身的"巴黎健身俱乐部"。她既是户外健身运动国家选手，又是总教练，理论与实践兼备。本书集中了她瑜伽带减肥的所有经验，就连普通人也很容易掌握，从而按照书中教程进行锻炼，此方法具有很强的科学性，绝对是一种值得信赖的减肥方法。

　　本书中介绍的瑜伽带减肥法，每天15分钟，每周2～3次即可达到锻炼肌肉的目的，减肥也就水到渠成了。根据个人状况和条件的不同，选择适合自己的"整套动作"、"部位训练"、"5分钟伸展运动"等方式消除赘肉，找回女人味十足的曲线及饱满感再也不是梦想。

目录

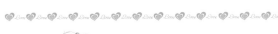

Lesson 1
瑜伽带减肥成功的秘诀

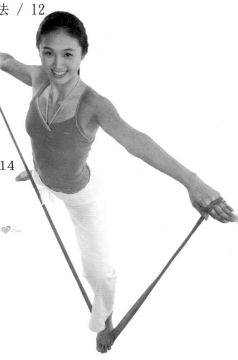

Lesson ②
每天15分钟，打造S形曲线

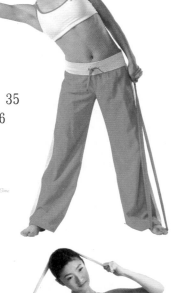

Lesson ③
养成习惯，变得美丽

Lesson 4
减肥也可以有所选择

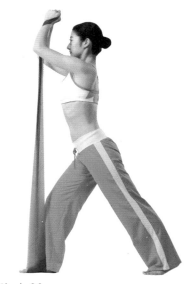

Lesson 5
打造S形完美身材的瑜伽带瑜伽

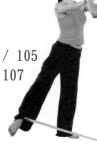

Lesson 6
情侣间的瑜伽带伸展运动

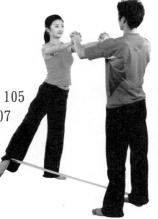

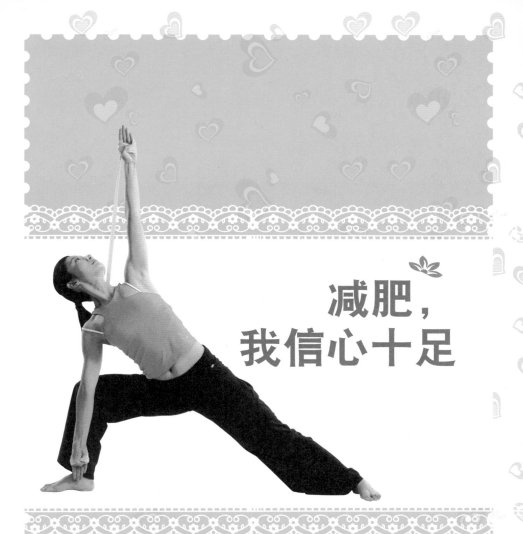

减肥，
我信心十足

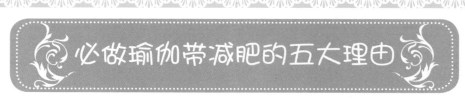

必做瑜伽带减肥的五大理由

轻松减肥

瑜伽带减肥法是一种新概念减肥法，它是集"起到塑身作用的肌肉训练"、"促进新陈代谢作用的伸展运动"、"提升身体柔韧性的瑜伽运动"和"普拉提运动"为一体的减肥方法。利用瑜伽带进行运动能得到锻炼肌肉的效果，也就达到轻松减肥的目的。有了肌肉，基础代谢便会增强，脂肪也会随之减少。不仅这样，还有助于分泌分解体内脂肪的成长激素，平时的饮食再也不是负担，吃了也不会发胖，久而久之不易发胖的体质也就形成了。

正姿、长个、瘦身

矫正不良姿势的同时，平时不用的肌肉也会受到刺激，所以也可达到减肥目的，因此看起来个子很高挑。瑜伽带减肥的优点还在于它可使人保持一个自然且端正的姿势，姿势被矫正过来了，也就显得苗条了。

分泌成长激素，皮肤变漂亮

瑜伽带减肥会使成长激素的分泌变得更加旺盛。成长激素是一种促进人体成长的激素，它不仅有助于骨骼和肌肉的成长、分解脂肪，还可使皮肤变得美丽。

改善肩膀酸痛、冷症、便秘、腰痛等症状

瑜伽带减肥法不是盲目地减轻体重，而是以通过锻炼肌肉，达到消耗脂肪为目的的一种减肥方法。它不是一种节食或是饿肚子的方式，所以大可不必担心影响体力。相反它不仅会使身体变得更健康、更均衡，还能有

效改善肩膀酸痛、痛经、发冷、便秘、腰痛等症状。

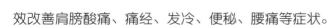 **打造一个不再增肥的体质**

　　肌肉得到了锻炼，基础代谢量就会增加。基础代谢是指人体维持生命的所有器官所需要的最低能量。如果基础代谢过低，人体为了维持体温就会加大皮下脂肪量。想要打造完美身材就要锻炼肌肉，这样必须在日常生活中消耗更多的能量。肌肉量大，人体就不容易疲劳，身体才会更有活力。

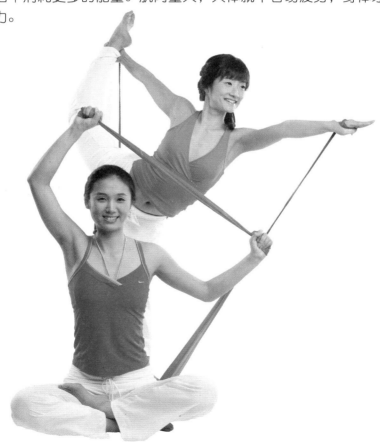

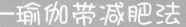

欧美人气最高的减肥方法

——瑜伽带减肥法

欧美人气最高的减肥方法——瑜伽带减肥法，每天只需15分钟即可达到减肥的目的。利用瑜伽带做相应的动作，即可获得刺激全身肌肉进行运动的效果。让我们现在就开始进行这一具有革命性的减肥法吧！迷人的小蛮腰、性感美臀都将属于你。

 效果即现

瑜伽带减肥法具有矫正脊椎的作用。它会使脊椎及周边肌肉排列得更加有序，人体姿势也就随之端正了。开始瑜伽带减肥一周之后，身体曲线会更美，站立时个子会显得更高。这些体型上的变化，虽然暂时不会带来太大的减肥效果，但至少会使你显得更加苗条。

简单，效果却不可思议

瑜伽带减肥是一种既有效率、又有效果且令人身心愉快的运动。在集中锻炼腹部、背部、腰部、臀部等中心肌肉的同时，又提高了身体的协调性及肌肉间的协调运动。

柔韧性、体力同时增强

只需一条瑜伽带，即可达到使用哑铃、杠铃等运动器械进行肌肉锻炼的效果。进行动作时，肌肉为了反抗瑜伽带的弹力，进行相应的运动，效果显而易见。瑜伽带可进行向前、向后、侧面及翻转等任意性动作，所以比起基础运动更能达到运动的效果。瑜伽带的塑身范围可谓是从头到脚、从里到外。

负担，绝对没有

　　瑜伽带可刺激平时不常用的肌肉，且在瑜伽带的一松一拉之间即可完成。瑜伽带具有很大的弹性，所以不会给关节和肌肉带来任何负担及不必要的冲击。

 场地选择，随心所欲

　　只要拥有一条瑜伽带，运动将不受时间和场地的束缚。只要拥有一条瑜伽带，我喜欢的地方就是运动场地。在公司，利用零散时间做运动也是个不错的选择哦！沉重的身体变得轻松了，工作效率才会得以提高，这个道理很简单。携带方便、运动效果显著，一条小小的瑜伽带会使你的身体发生翻天覆地的变化。

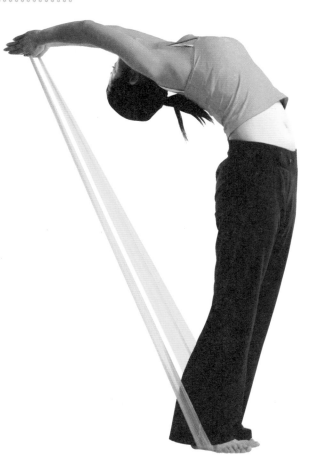

想减肥，就必须进行肌肉锻炼，女性当然也不例外。普通的肌肉训练会使肌肉凸起，瑜伽带减肥则不然，它只能使你的身材更惹火。

用节食方法或是食用减肥药法减肥常常会以失败告终，其原因在于女性朋友只把减轻体重作为目标，而不知道减肥的重点并不在于此，应该在于减少体内脂肪。

只要一提到减肥，人们首先会想到走步或晨练等有氧运动。但如果真正想减肥，肌肉锻炼才是最重要的，因为肌肉是体内燃烧脂肪的最大器官。所以肌肉量增加就会带动代谢，代谢增强了脂肪燃烧也就加快了。想要成功减肥，让我们就从锻炼体力的无氧运动——瑜伽带减肥开始吧！

 任何人都可以成功减肥

这是一种简单且有效果的减肥方法。肌肉训练等无氧运动是有效的减肥方法，但是哑铃、杠铃看起来就让人心生恐惧。这个方法让人明知道有效果，却不能欣然实施。

瑜伽带减肥会使女性身材更加柔美，既锻炼了肌肉又提高了身体的基础代谢。用瑜伽带缓缓地进行相应动作，跟其他肌肉训练方法相比，不仅效果相同，而且更容易实施。除此以外，瑜伽带减肥还可提高基础代谢，从而打造出不再增肥的体质。

 每天运动15分钟，每周2～3次即可

瑜伽带减肥最适合不能每天都进行运动或不能专门为运动而抽出时间的人。有些人为了能尽快取得减肥效果，每天都在运动，这样就会造成肌肉成长时间不足。其实让身体得到休息也是十分重要的，运动一天休息一天是最理想的状态。可每周运动两次或每天15分钟。每天利用起床及睡前的空余时间，或与公司的同事一起进行也是不错的选择。

与有氧运动同时进行效果更好

进行了瑜伽带减肥，由于成长激素的作用，身体就会达到容易燃烧脂肪的状态，这种效果会持续几个小时。所以，瑜伽带减肥的第二天清晨如果再做些晨练等有氧运动，脂肪分解能力就会达到最大化。但是，如果在进行有氧运动之后再进行瑜伽带减肥运动，成长激素分泌就会遭到抑制，所以运动时一定要注意。

身体不动，脂肪也会继续燃烧

基础代谢是人体维持生命所有器官所需要的最低能量，它在人体使用的总能量中所占的比率很大。不运动时，总能量消耗的70%左右都可称之为基础代谢。基础代谢大部分都会被肌肉所消耗，所以如果通过瑜伽带肌肉训练增加了肌肉量，那么基础代谢

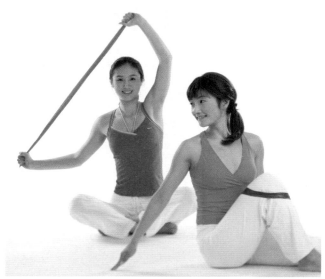

就会提高，体内脂肪的燃烧也会随之加大了，从而也就达到了即使不动脂肪也会燃烧的效果。

瑜伽带减肥的根本在于增加肌肉量，使人体本身具有消耗多余脂肪的能力，对于女性来说是再好不过的减肥方法了。

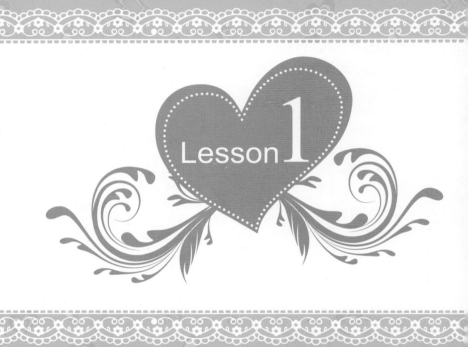

Lesson 1

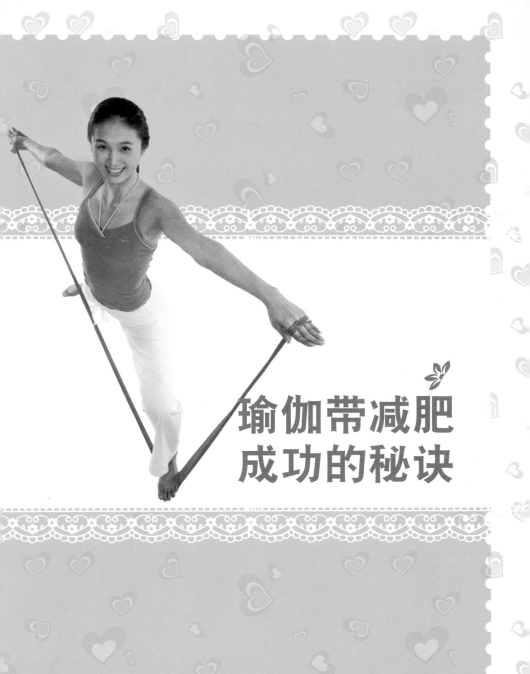

瑜伽带减肥
成功的秘诀

客观地评价自己的体态

体态端正才能显出曲线之美

体态左右均衡的人看起来才更漂亮。但是大多数人的走姿、坐姿、站姿都不是十分端正，这就导致了骨骼扭曲，从而造成整个体态不够端正，甚至产生赘肉。体态均衡有利于减肥，还可预防腰痛及肩膀痛等。

我的身体属于哪种类型呢？

端正的体态要求骨盆平稳、脊椎呈S形。但事实上大多数人的体态是不正确的。

体态均衡，脊椎呈S形

理想体态

骨盆倾斜度正常，上体才可平稳坐于骨盆之上，才能保证脊椎曲线呈S形，其缓解冲击的能力也就均衡了。肌肉也是如此，前后应均匀分布。骨盆位置正常，才能保证下肢能够均匀地支撑体重带来的压力。

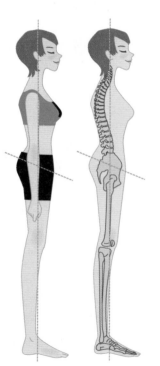

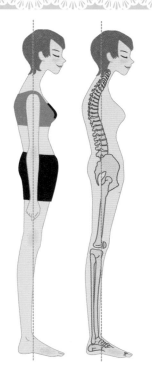

骨盆和脊椎均向后倾斜

脊柱前凸

　　骨盆上部向后侧倾斜，上体无法平稳坐于骨盆之上。脊椎向后微倾，头部向前探出。由于肌肉需要支撑上半身的重量，因此大腿后侧变得粗壮。腹部和背部肌肉变弱，后背无力，小腹部凸起，臀部扁平。

　　▶会诱发肩膀酸痛、腰痛、便秘、身体发冷、代谢恶化等症状。以坐姿训练或腹肌运动为主有助于体态的矫正。

脊椎呈直线、全身发硬

背部平直

　　骨盆向后微倾，面部前倾。脊椎曲线消失，可动范围变小。脊椎缺乏柔韧性，造成背部和颈部肌肉呈僵硬状态。上体完全由大腿支撑，腿部肌肉也常处于僵硬状态。

　　▶颈部和背部容易产生酸痛。由于颈部、脊椎、脚踝关节常呈僵硬状态，故主要做脊椎运动。

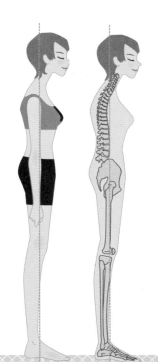

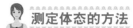 **测定体态的方法**

　　首先在镜子中央画一条由上至下的垂直线。侧身站立在镜子前原地踏步10秒。将踝骨前侧与垂直线对齐并站稳。此时，如果踝骨前侧、膝盖侧面、大腿骨侧面、肩膀最凸起部分、颈部侧面都在垂直线上，证明体态端正。从身体侧面去看会有些难度，此时不妨求助家人或朋友。

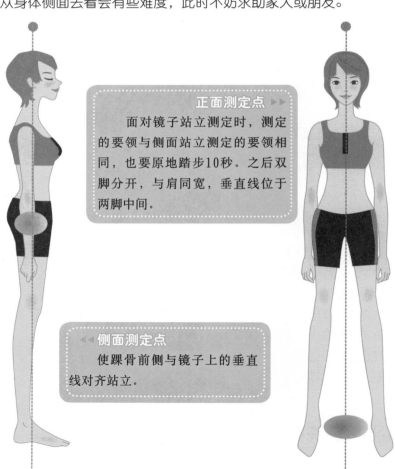

正面测定点 ▶▶

　　面对镜子站立测定时，测定的要领与侧面站立测定的要领相同，也要原地踏步10秒。之后双脚分开，与肩同宽，垂直线位于两脚中间。

◀◀ **侧面测定点**

　　使踝骨前侧与镜子上的垂直线对齐站立。

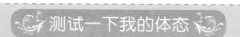

测试一下我的体态

正面

01 ☐ O型腿或X型腿。

02 ☐ 双臂与肋骨的间距左右不同。

03 ☐ 左右肩膀高低不同。

04 ☐ 头向左或向右倾斜。

侧面

05 ☐ 膝部弯曲。

06 ☐ 膝部过分伸展。

07 ☐ 臀部下垂。

08 ☐ 小腹前部和大腿前部在相同线上。

09 ☐ 大腿曲线靠后于臀部曲线。

10 ☐ 腰部曲线不明显，至臀部呈直线。

11 ☐ 背部呈直线。

12 ☐ 脸部的位置靠前。

生活习惯

13 ☐ 有肩部酸痛及腰痛症状。

14 ☐ 总是朝同一方向跷二郎腿。

15 ☐ 站立时总是同侧下肢受力。

16 ☐ 只有鞋底的内侧或外侧有磨损。

17 ☐ 总用同侧肩膀背包。

结果

● 测试结果未达到5项者→接近正常体态

您的体态正常。但也只能说是暂时合格，随着年龄的增长，体态还会有所改变，需要注意，特别是在"生活习惯"测试项目中得分较多的人。

● 测试结果超过6项者→体态不正常已十分明显

正常体态已经遭到破坏，且骨骼扭曲的可能性增大。如果测试结果超过10项，就需要特别注意了。此时需要调整生活习惯及进行瑜伽带运动。

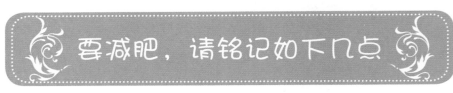

姿势要正确，动作要缓慢

瑜伽带减肥的要领在于通过伸展脊椎进行正姿时持续对肌肉施力。为此，每个动作都需要慢慢地做，这样才会达到相应的效果。

身体运动过快，自然就要有相应的弹力，其反作用力会使力量瞬间从肌肉中消失。为了不使力量消减，"慢"动作是最重要的。

坚持吸气记心间

扩胸深呼吸。呼吸与身体动作联系得非常紧密。肌肉锻炼期间，肌肉收缩时要呼气，肌肉放松时要吸气。即在拉紧瑜伽带或是举起哑铃时要呼气，反之则需要吸气。一边呼气一边缓慢地做3秒提升动作，之后再一边吸气一边缓慢地做3秒下降动作。但不要因过于在意呼吸而忽视了动作要领。最重要的是要进行自然呼吸，呼气之后吸气是不变的原则，请牢记。

标准的动作比次数更重要

锻炼肌肉的目的是为了提高基础代谢，反复进行10～15次动作的强度是比较恰当的。瑜伽带减肥要以此为目标。开始之初，标准的动作要比次数和强度更重要。

选择瑜伽带的方法

最简单的往往是最好的，拉手、装饰等可有可无。可采用调节长短及对折的方式提高运动强度。选择瑜伽带时选择强度较大的瑜伽带为好。当然，也可准备多条瑜伽带，在锻炼胳膊等小块肌肉时使用强度较小的瑜伽带，在锻炼背部及胸部等较大块肌肉时使用强度较大的瑜伽带，女性朋友可以按需选取。

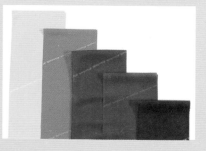

进行瑜伽带减肥时需要注意的几点

❶ 动作要缓慢。瑜伽带要抓牢，以防带子弹出发生意外。

❷ 使用瑜伽带时，不要佩戴饰品等较尖锐的东西。

❸ 不要做瑜伽带朝向面部的动作。

❹ 不要过分拉伸瑜伽带，拉伸长度不超过瑜伽带原始长度的三倍。

❺ 瑜伽带要远离强光与强热，用柔和的香皂及水清洗后置于阴凉处。

❻ 选择不湿滑的地面，也可使用地毯或是瑜伽垫作为辅助。

❼ 因为穿袜子做运动会更容易滑倒，所以最好光脚运动。

手持瑜伽带要领

❶ 使瑜伽带充分展开。

❷ 缠绕手掌2～3圈。（如果运动强度大，需要缠绕3圈以上）

❸ 一定要抓牢。

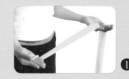 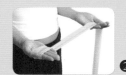 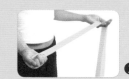

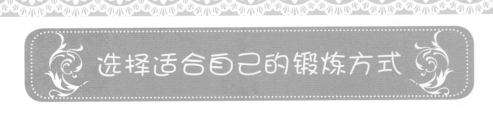

选择适合自己的锻炼方式

　　减肥强度过大只能适得其反或是不能坚持到底。每个人的体力不同，选择适合自己的锻炼强度是最重要的。本书将介绍三种锻炼方式，可以根据自己的体力及生活方式进行相应的选择。

基本方式：每周只想运动2～3次

　　对于不是每天都坚持锻炼的人，或是难于抽出时间的人来说，每周做2～3次，每次做15分钟运动是比较适合的。

　　内容可见第一套动作。做起来虽然会稍有辛苦，但却可以锻炼全身肌肉，可以说是最有效率的减肥方式。▶▶见lesson2

减半方式：对自己的体力没有信心

　　平时运动不足，对自己体力没有信心或没有运动习惯的人可以从基本方式中选择4～5套进行部位训练，每日进行5～10分钟即可。10分钟的时间不长，完全可以利用早晨或是晚上进行。哪怕平时只抽出5分钟时间做些伸展运动也是对塑形有效果的。让我们每天抽出那么一点时间，为自己的健康投资吧！▶▶见lesson2与lesson3

集中方式：集中攻击最想减掉的部位

　　想拥有一个小蛮腰，想要腿变得修长，想减掉胳膊上的赘肉……想要对某个部位进行减肥的人，可以在完成基础方式及减半方式的锻炼之后，集中针对某个部位进行锻炼。

　　坚持到底，你的形象将会大有改观。▶▶见lesson4

想要变得更加漂亮，请集中锻炼此处！

让我们看看做动作时使用的是哪块肌肉吧！了解之后会更有利于提高减肥的效果。当然，这些肌肉的名称完全可以不记住，只需记住自己想锻炼的肌肉位置和能达到的效果就可以了。

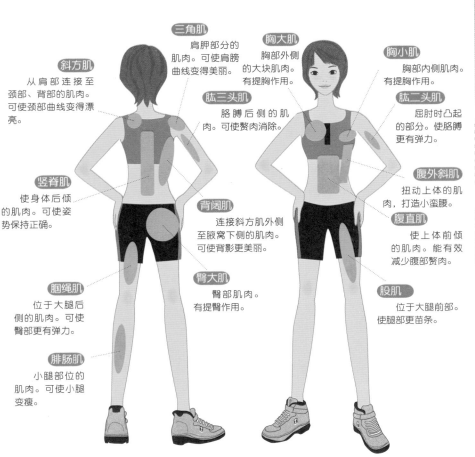

三角肌
肩胛部分的肌肉。可使肩膀曲线变得美丽。

斜方肌
从肩部连接至颈部、背部的肌肉。可使颈部曲线变得漂亮。

肱三头肌
胳膊后侧的肌肉。可使赘肉消除。

竖脊肌
使身体后倾的肌肉。可使姿势保持正确。

胸大肌
胸部外侧的大块肌肉。有提胸作用。

胸小肌
胸部内侧肌肉。有提胸作用。

肱二头肌
屈肘时凸起的部分。使胳膊更有弹力。

背阔肌
连接斜方肌外侧至腋窝下侧的肌肉。可使背影更美丽。

腹外斜肌
扭动上体的肌肉，打造小蛮腰。

腹直肌
使上体前倾的肌肉。能有效减少腹部赘肉。

腘绳肌
位于大腿后侧的肌肉。可使臀部更有弹力。

臀大肌
臀部肌肉。有提臀作用。

股肌
位于大腿前部。使腿部更苗条。

腓肠肌
小腿部位的肌肉。可使小腿变瘦。

肌肉位置及功能

25

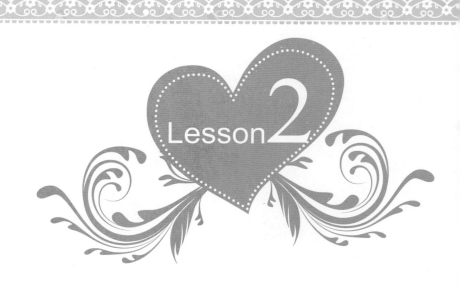

Lesson2

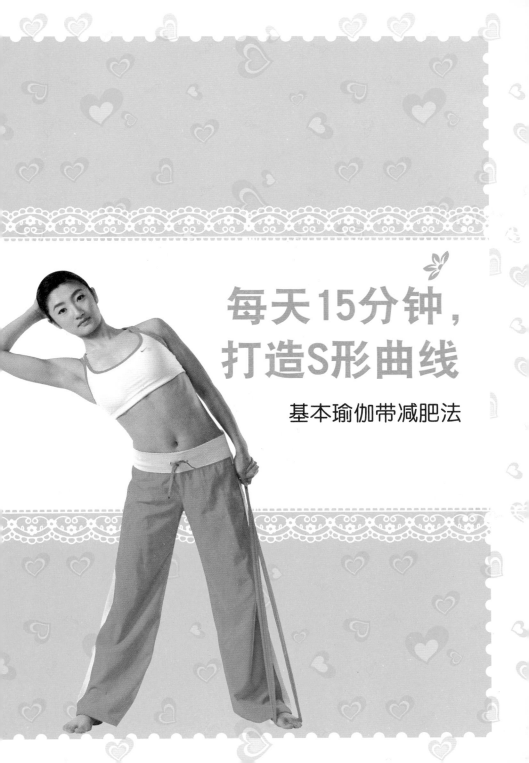

每天15分钟，
打造S形曲线

基本瑜伽带减肥法

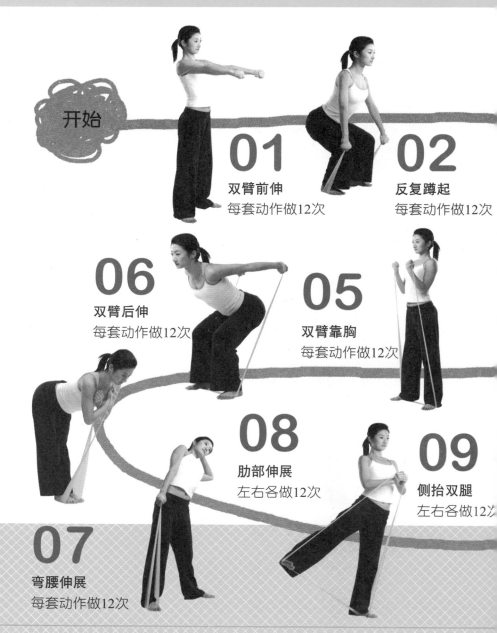

开始

01
双臂前伸
每套动作做12次

02
反复蹲起
每套动作做12次

06
双臂后伸
每套动作做12次

05
双臂靠胸
每套动作做12次

08
肋部伸展
左右各做12次

09
侧抬双腿
左右各做12次

07
弯腰伸展
每套动作做12次

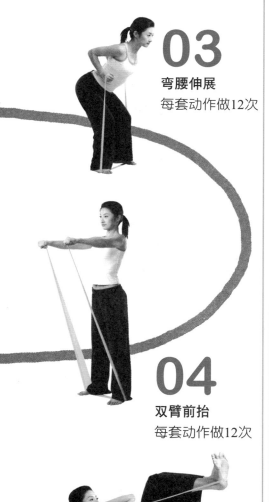

03
弯腰伸展
每套动作做12次

04
双臂前抬
每套动作做12次

10
提升上体
每套动作做12次

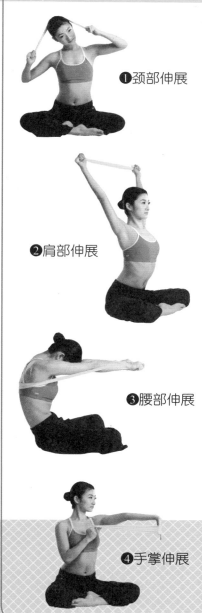

❶颈部伸展

❷肩部伸展

❸腰部伸展

❹手掌伸展

想瘦哪里瘦哪里·魔力瑜伽带瘦身

Lesson2 每天15分钟，打造S形曲线

双臂前伸——有聚拢胸部作用

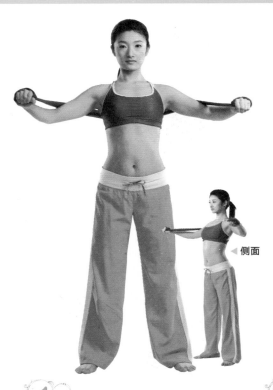

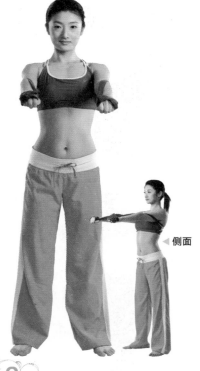

◀侧面

◀侧面

1

2

将瑜伽带绕过背部及肩部。双脚分开与肩同宽，挺胸，保持肩膀平衡，后背挺直。臂肘弯曲45度，并固定在肩部15度以下的位置。

双臂向前伸展，臂肘不必完全伸直。此时，经过背部、臂肘、手的瑜伽带呈直线状态。伸展双臂时呼气，回到初始状态时吸气。每套动作进行12次。

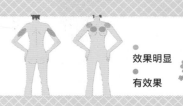

Mr.Doo's Advice

臂肘低于肩部15度，因为水平状态达不到最佳的运动效果。伸展时，双臂要保持与肩同宽，并挺胸。

效果明显

有效果

反复蹲起——有瘦腿作用

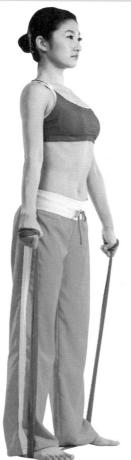

1

双脚分开与肩同宽，平行呈11字，瑜伽带置于双脚正中央。双手抓住瑜伽带上提。挺胸，保持肩膀平衡，后背挺直。

2

身体前倾15度左右，下蹲至膝盖呈45度角。此时要保持背部、腰部呈直线，膝盖不可超过脚尖。抓住瑜伽带的拇指向前。下蹲时呼气，回到初始状态时吸气。每套动作进行12次。

Mr.Doo's Advice

下蹲时，在保持腰部和颈部在同一直线状态下上体前倾15度，膝盖不可超过脚尖。因瑜伽带有自身的弹力，所以运动效果明显。

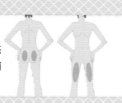

效果明显

有效果

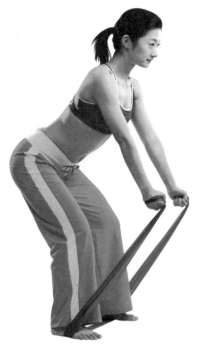

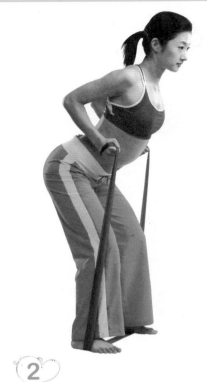

1　双脚分开与肩同宽，瑜伽带置于双脚正中央。在肩部放松状态下伸展双臂抓住瑜伽带。保持颈部、背部、腰部呈直线，前屈45度。当脚与膝盖呈直线时定格，大腿内侧与膝盖保持45度。

2　尽力向上拉动瑜伽带使臂肘与肩部保持平行，臂肘与双肋轻微接触。慢拉时呼气，回到初始状态时吸气。每套动作进行12次。

Mr.Doo's Advice

在手掌相对的状态下拉动瑜伽带，臂肘与双肋要轻微接触。

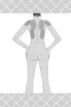

效果明显

有效果

双臂前抬——能使肩膀线条变漂亮

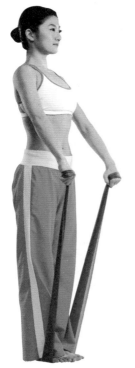

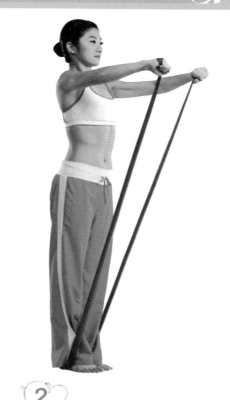

双脚并拢，把瑜伽带置于脚掌正中央。挺胸，保持肩膀平衡，后背挺直。双手紧抓瑜伽带末端，并置于距离骨盆10㎝处，间距与肩同宽。此时手背向前，臂肘与身体呈15度角。

双臂伸直，再把双手慢慢抬起至与肩同高，边抬起边呼气。慢慢恢复至初始状态，同时吸气。每套动作进行12次。

Mr.Doo's Advice

为保证关节不受到伤害，手腕要完全展开，臂肘呈15度角。挺胸抬臂时，注意手腕不要下弯。此动作有助于缓解颈部和肩部的紧张感。

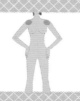

效果明显

双臂靠胸——能使背影变漂亮

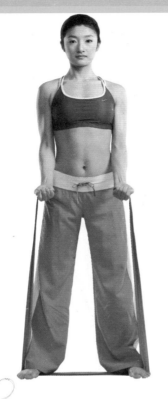

1

双脚分开与肩同宽，瑜伽带置于脚掌正中央。挺胸，保持肩膀平衡，后背挺直。双手抓住瑜伽带两端，分开与肩同宽，并放置于骨盆前10cm处。此时，手掌朝向前方，臂肘向内呈15度弯曲并贴在两肋上。

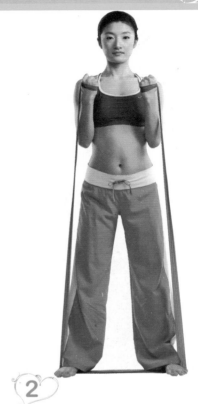

2

保持双臂贴在两肋上，大臂保持不动，将小臂慢慢向上抬起并呼气。慢慢回到初始状态并吸气。每套动作做12次。

Mr.Doo's Advice

初始状态时，臂肘不要太伸展，保持15度的弯曲，否则会对关节产生伤害。向胸部抬起时，臂肘要保持固定姿势。

效果明显

双臂后伸——使松懈的胳膊变得更有弹性

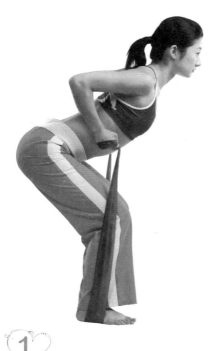

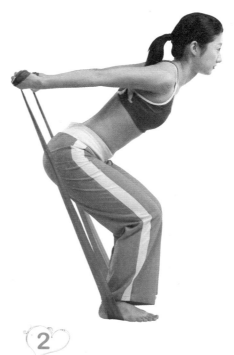

1

双脚并拢，瑜伽带置于脚掌正中央。保持颈部与背部呈直线，上体前倾45度。膝盖也呈45度弯曲。在此状态之下，轻擦着两肋向后抬起双臂同时吸气。保持肩膀与臂肘水平。

2

向后伸展臂肘，慢慢抬至与肩同高，同时呼气。保持双臂与肩膀水平。慢慢回至初始状态同时吸气。每套动作做12次。

Mr.Doo's Advice

初始状态时，双手抓住瑜伽带，大拇指朝向前方，肩膀和臂肘保持水平。此时不要忘记腰部要挺直。

效果明显

想瘦哪里瘦哪里·魔力瑜伽带瘦身

Lesson2 每天15分钟，打造S形曲线

弯腰伸展——同时解决腹部、腰部赘肉

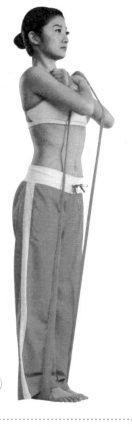

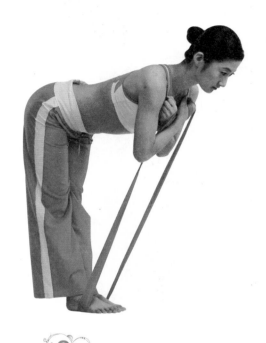

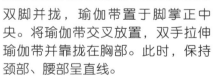

1 双脚并拢，瑜伽带置于脚掌正中央。将瑜伽带交叉放置，双手拉伸瑜伽带并靠拢在胸部。此时，保持颈部、腰部呈直线。

2 边吸气边弯腰90度，此时必须保持颈部、腰部呈一直线。视线朝向前方45度。每套动作进行12次。

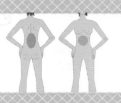

Mr.Doo's Advice

初始状态时，保持颈部、腰部呈一直线。用腹肌施力姿势会更标准。再次返回初始状态时注意身体不要太向后倾。

● 效果明显
● 有效

36

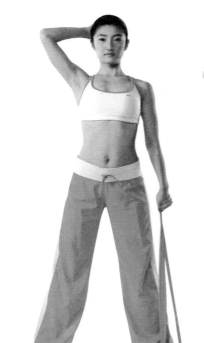

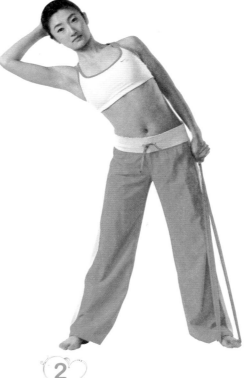

想瘦哪里瘦哪里·魔力瑜伽带瘦身

Lesson2 每天15分钟，打造S形曲线

1

双脚分开与肩同宽，瑜伽带置于脚掌正中央。伸开臂肘，用一只手抓住瑜伽带的两端。另一只手靠在脑后。此时要挺胸，保持肩膀平衡，后背挺直。

2

在后背伸直状态下，向侧面倾斜45度。倾斜身体时呼气，回到初始状态时吸气。用相同方法向另一侧倾斜。左右各进行12次。

Mr.Doo's Advice

倾斜身体时，保持骨盆静止，上体不转动，不提臀。抓着瑜伽带的一只胳膊保持15度弯曲。

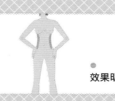

效果明显

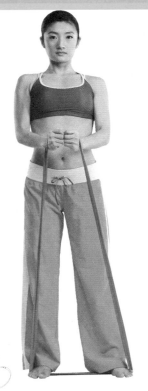
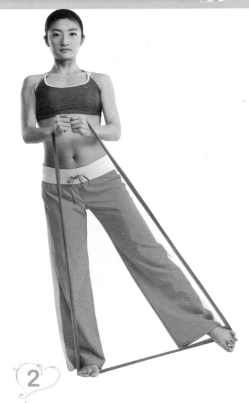

① 双脚稍微分开，瑜伽带置于脚掌正中央。挺胸，保持肩膀平衡，后背挺直。边放松肩膀边把臂肘固定在两肋并保持静止。臂肘呈90度角，双手抓住瑜伽带末端，手掌相向并靠拢。

② 在颈部与腰部呈一直线的状态下，脚向侧面抬起约45度。由于难于把握平衡，此时需要另一侧腿用力支撑。抬脚时呼气，回到初始状态时吸气。另一侧也用相同方法进行。左右各进行12次。

Mr.Doo's Advice

抬脚时要给膝盖施力。重心不好掌握时，可以一只手抓瑜伽带，一只手扶着墙进行。抬起的一侧下肢，膝盖要伸展，呈直线。

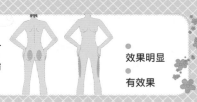

效果明显

有效果

提升上体——有收腹作用

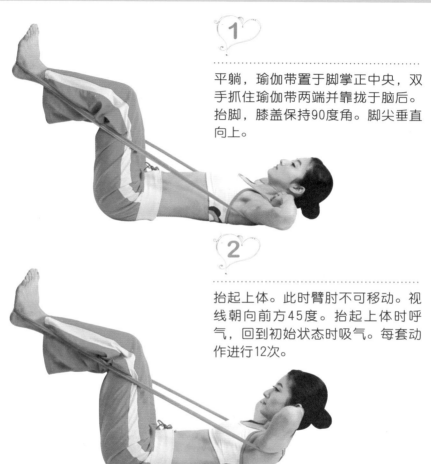

1

平躺，瑜伽带置于脚掌正中央，双手抓住瑜伽带两端并靠拢于脑后。抬脚，膝盖保持90度角。脚尖垂直向上。

2

抬起上体。此时臂肘不可移动。视线朝向前方45度。抬起上体时呼气，回到初始状态时吸气。每套动作进行12次。

Mr.Doo's Advice

将瑜伽带从脚掌处越过腋窝并靠在脑后。抬起上体时注意骨盆不要移动。臂肘要固定，以保证瑜伽带不会滑落。初学者也会很容易做到的哦！

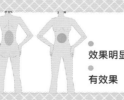

效果明显

有效果

39

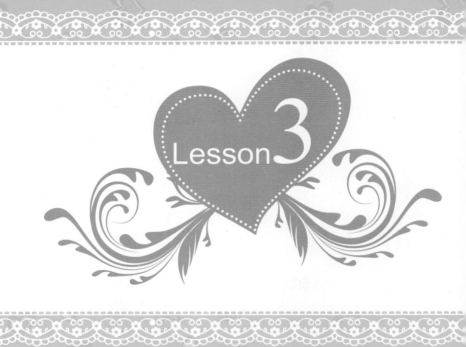

Lesson 3

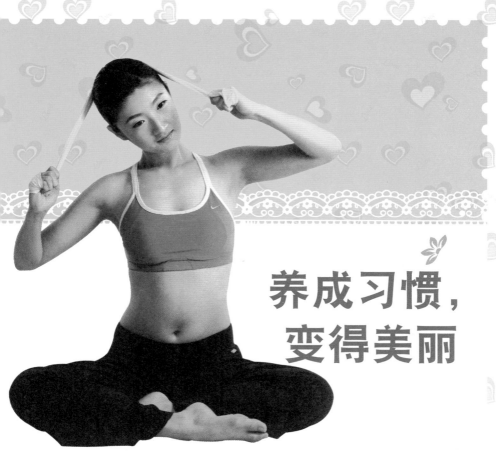

养成习惯，
变得美丽

做5分钟的伸展动作可去除一天的疲劳

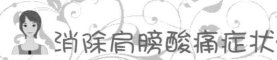

消除肩膀酸痛症状——肩部伸展

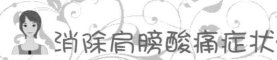

1

挺直背部，平坐于地。双手抓住瑜伽带两端，长度大于肩宽。伸展臂肘，双臂与身体呈45度角。

2

深吸气再深呼气，双臂举过头顶。

Mr.Doo's Advice

腰部和背部充分展开。向上抬双臂时，幅度大致等于肩宽。初学者也可用大于肩宽的幅度进行动作。注意肩膀要放松，并保持臂肘完全伸直。

效果明显

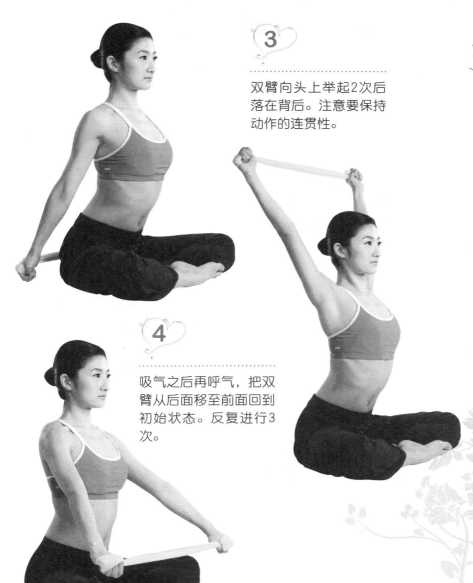

3

双臂向头上举起2次后落在背后。注意要保持动作的连贯性。

4

吸气之后再呼气，把双臂从后面移至前面回到初始状态。反复进行3次。

彻底放松僵硬的颈部——颈部伸展

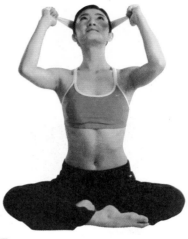

1

腰部完全伸直，盘腿平坐，瑜伽带靠在头后。

2

抓住瑜伽带，用头画圆。此时动作一定要缓慢。两侧交叉进行3次。画半圆时吸气，回到初始状态时呼气。

44

酸痛的后背变得清爽——背部伸展

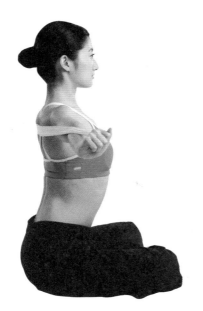

1

后背伸直，平坐于地。瑜伽带放置在后背上。双臂与肩部保持水平，并向两侧伸直，同时吸气。

想瘦哪里瘦哪里·魔力瑜伽带瘦身

Lesson3 养成习惯，变得美丽

2

边呼气边向前伸展双臂。腰部尽量弯曲。保持肩部与双臂水平。视线朝向肚脐。此时，双臂间隙与肩同宽。慢慢回到初始状态。此套动作反复进行3次。

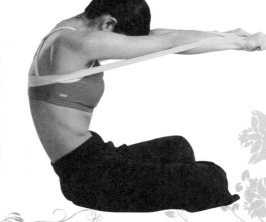

Mr.Doo's Advice

尽力弯曲后背，使肩部向前。此套动作具有放松背部肌肉的效果。

效果明显

45

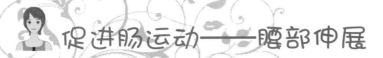

促进肠运动——腰部伸展

1

平坐于地。左腿伸向前方，右腿置于左腿膝盖之上。将瑜伽带对折后套在膝盖之上，右手抓住瑜伽带。此时，左手扶地固定体姿，同时吸气。

2

边呼气边向右侧最大限度地拉伸瑜伽带，左手向后扶地，同时转动上体。慢慢回到初始状态。另一侧也用相同方法运动。

Mr.Doo's Advice

尽力扭腰，扭动身体时感觉是肩部在移动，初学者会很容易掌握。

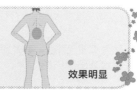

效果明显

缓解紧张——肋部伸展

1

后腰伸直，平坐于地。右腿向内，左腿向外屈伸。瑜伽带套在左脚踝处，左手抓住束举过头顶，同时吸气。

2

边呼气边向右侧倾斜上体，此时要手臂保持伸直状态。向身体倾斜方向轻轻拉动瑜伽带。同时，右侧手臂弯曲扶地，支撑上体。

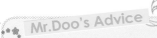

Mr.Doo's Advice

在拉紧瑜伽带的状态下动作要保持十秒钟的时间，这样会对伸展肋部有很大的作用。初学者做起来会较为困难，因此可以适当减小倾斜幅度。

效果明显

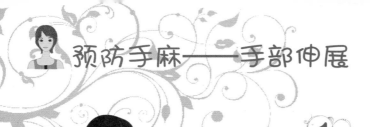

预防手麻——手部伸展

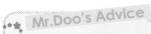

1

后背伸直，平坐于地。左臂伸直，手掌向上。臂肘不可弯曲。把瑜伽带套在左手掌之上，手掌向前，手指向下，用右手拉紧瑜伽带。此状态保持10秒。

2

手指向上，用相同方式伸展。另一侧也用相同方法进行。

Mr.Doo's Advice

如果手腕柔韧性较好，也可将瑜伽带缠绕在手指上进行。

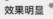

效果明显

放松肌肉——手臂伸展

1

后背伸直，平坐于地，瑜伽带举过头顶。此时肩膀和臂肘呈水平状态，小手臂向上弯曲呈90度，吸气。

2

边呼气边放松肩部，双臂向右侧倾斜。用右手尽力拉伸瑜伽带，此状态保持10秒。此时后背要保持直线状态。慢慢回到初始状态。另一侧也用相同方法进行。

Mr.Doo's Advice

如果肩部柔韧性好，可使位于头部上方的臂肘稍微弯曲一些。此动作可以有效放松肩部肌肉。

效果明显

双腿变清爽——腿部伸展 I

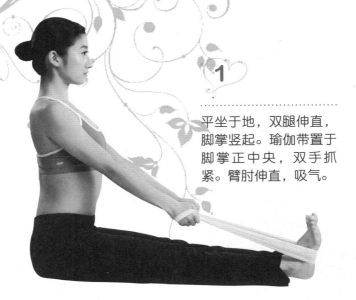

1

平坐于地，双腿伸直，脚掌竖起。瑜伽带置于脚掌正中央，双手抓紧。臂肘伸直，吸气。

2

边呼气边尽力拉伸瑜伽带，上体尽量前倾，此状态保持10秒。前倾上体时，后背要保持伸直状态。

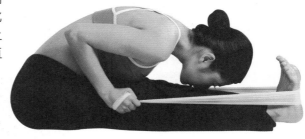

Mr.Doo's Advice

胸部接触膝盖。如果做此动作有困难，膝盖可稍弯曲。

效果明显

去除腿部及腹部赘肉——腿部伸展2

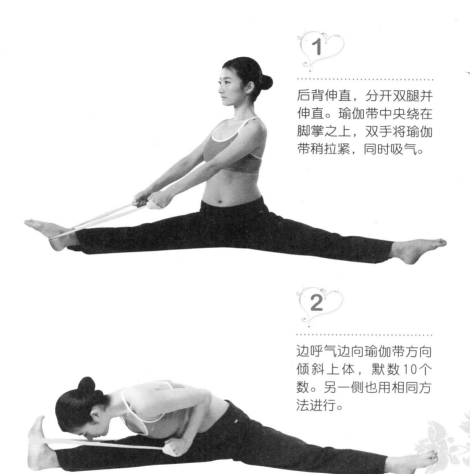

1

后背伸直，分开双腿并伸直。瑜伽带中央绕在脚掌之上，双手将瑜伽带稍拉紧，同时吸气。

2

边呼气边向瑜伽带方向倾斜上体，默数10个数。另一侧也用相同方法进行。

Mr.Doo's Advice

倾斜身体的时候，不要忘记伸直后背。开始不要勉强，如感觉到吃力可倾斜45度即可。上体倾斜要拉紧瑜伽带。

效果明显

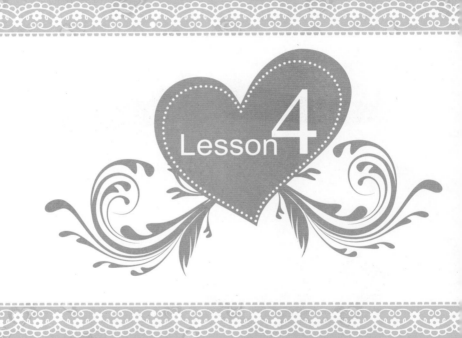

Lesson 4

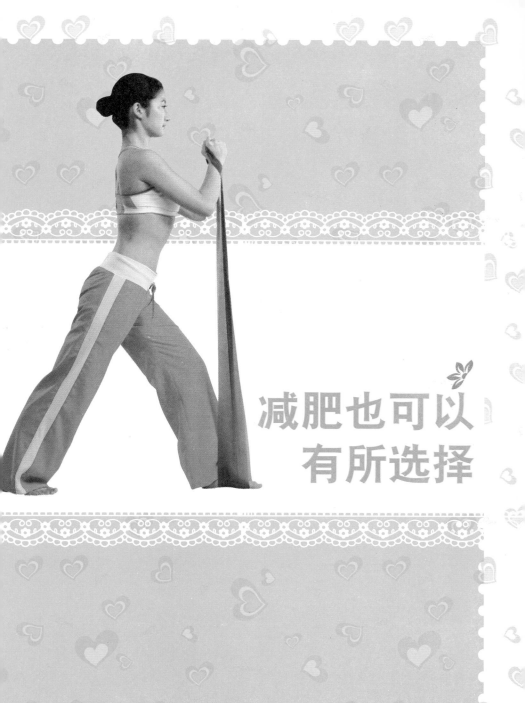

减肥也可以
有所选择

扭腰——腰会变细

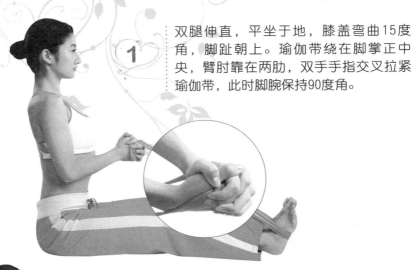

1 双腿伸直，平坐于地，膝盖弯曲15度角，脚趾朝上。瑜伽带绕在脚掌正中央，臂肘靠在两肋，双手手指交叉拉紧瑜伽带，此时脚腕保持90度角。

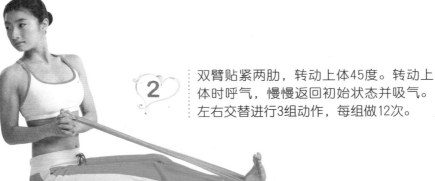

2 双臂贴紧两肋，转动上体45度。转动上体时呼气，慢慢返回初始状态并吸气。左右交替进行3组动作，每组做12次。

Mr.Doo's Advice

在伸直后背、放松肩部的状态下转动身体。臂肘紧贴在两肋保持不动，视线随动作转移。膝盖完全伸直会容易受伤，故需要特别注意。脚腕稍有弯曲，有助于固定瑜伽带。

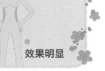

效果明显

54

屈膝下放——有收腹作用

1

平躺于地，瑜伽带中央绕在脚掌正中央，脚尖向上。双手抓住瑜伽带两端。臂肘伸直着地，并与上体呈45度角。抬起双脚，保持膝盖呈90度角。

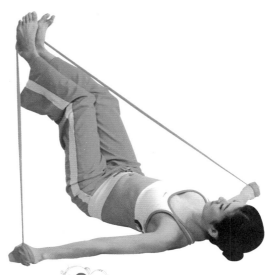

2

双脚向下推动瑜伽带，同时伸直双腿。此时膝盖施力，双腿落至距离地面20cm处。落下时呼气，回到初始状态时吸气，双臂保持不动进行3组动作，每组做12次。

Mr.Doo's Advice

双腿下落时，保持脚尖向上，下肢和地板间的角度保持15度。不要抬头，视线朝向天棚。

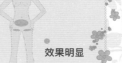

效果明显

落腿——最好的小腹运动

1

平躺于地，瑜伽带中央绕在脚掌之上，双手抓住瑜伽带两端。臂肘展开，胳膊与上体呈45度角着地，抬脚，双腿呈直线。弯曲脚腕，脚掌朝向天棚。

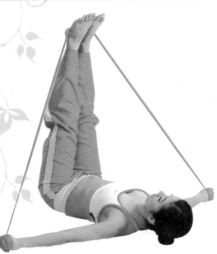

2

双脚向下推动瑜伽带，在膝盖展开的状态下落腿。此时，给膝盖加力，双腿落至距离地面20cm处。落下时呼气，回到初始状态时吸气。进行3组动作，每组做12次。

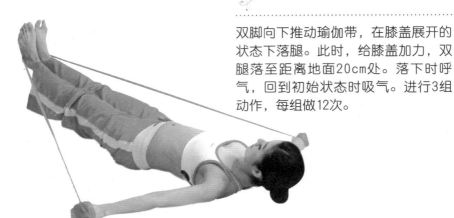

Mr.Doo's Advice

视线不要朝向脚尖，应朝向天棚。落腿时，注意脚不要着地。由于瑜伽带有柔韧的张力，因此为了保持平衡，运动量就会加大。

效果明显

有效果

提膝——使大腿变得纤细

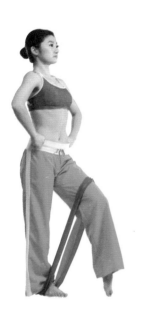

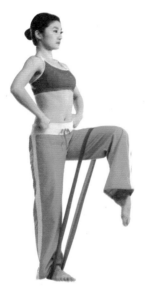

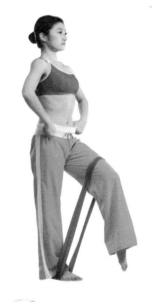

1

2

3

瑜伽带两端系在一起。一端套在右脚掌正中央，另一端套在左大腿中央部位。左脚腕伸直，脚尖指向地面，膝盖呈45度弯曲。右腿伸直。

慢慢向上提起右腿膝盖，弯曲至90度。

下落时，脚尖不要接触地面。抬腿时呼气，回到初始状态时吸气。另一侧也用相同方法进行。交替进行3组动作，每组做12次。

Mr.Doo's Advice

瑜伽带容易滑到膝部之下，故需要用手抓住瑜伽带进行动作。抬起瑜伽带，使膝盖与腰线呈水平状态。进行动作时，膝盖朝向正面，双腿不要分开。

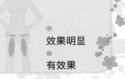

效果明显

有效果

侧卧抬腿——能使大腿变得滑润

1 瑜伽带两端系好。侧卧，并拢双腿，瑜伽带套在脚腕上。肩膀放松，一侧臂肘呈90度状态扶地，竖起上体，另一侧手臂置于腰线并用手扶地。

2 右腿向上抬起45度。抬腿时膝盖和大腿施力，脚腕伸展。抬腿的同时进行呼气，慢慢回到初始状态并吸气。另一侧也用相同方法进行。交替进行3组动作，每组做12次。

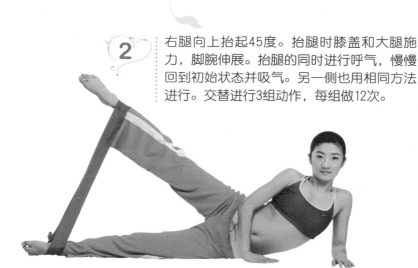

Mr.Doo's Advice

初始状态时骨盆竖起，保持腿和腰呈一条直线。肩膀和着地的臂肘成一条直线，臂肘呈90度角，指尖朝向前方。

效果明显

有效果

屈腿——打造魅力十足的双腿

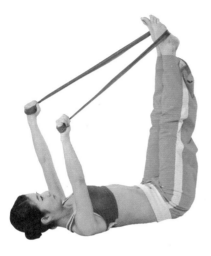

平躺于地，瑜伽带置于脚掌正中央并稍稍拉紧。双臂间隙与肩同宽，胳膊呈直线并上抬。双腿并拢，膝盖伸直。

在大腿固定不动的状态下，双脚尽力将瑜伽带推向臀部。下推时呼气，慢慢回到初始状态时吸气。进行3组动作，每组做12次。

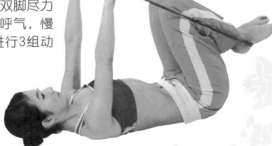

Mr.Doo's Advice

初始状态下，不要抬起骨盆。下推时尽力使脚腕和脚尖伸展。

效果明显

单手拉伸——有助于塑造胳膊内侧和前侧

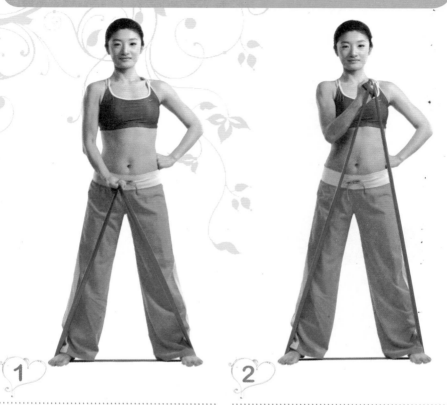

1

直立，双脚分开与肩同宽，踩住瑜伽带中央位置。瑜伽带两端用一只手抓住。放松肩膀，臂肘向内侧弯曲15度。拇指朝向对角线方向。

2

向胸部屈臂，同时呼气，注意，不要屈腕。慢慢回到初始状态，同时吸气。臂肘不要过分展开，否则容易对臂肘造成伤害。另一侧也用相同方法进行。交替进行3组动作，每组做12次。

Mr.Doo's Advice

初始状态时，臂肘向内侧弯曲45度。拉伸时，沿对角线向胸部靠拢，手腕不要弯曲。拉伸瑜伽带时，臂肘保持静止10秒钟。

效果明显

有效果

用一只手伸懒腰——会使手臂后侧和肩部线条变漂亮

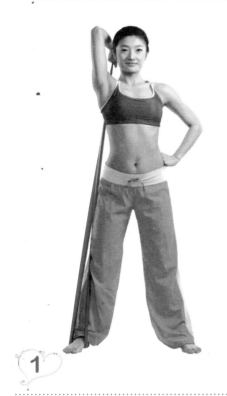

1

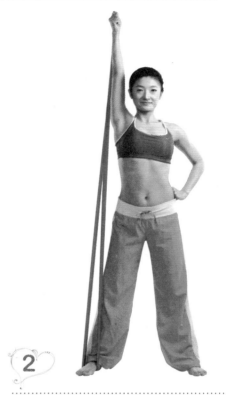

2

双脚分开与肩同宽，用一只脚踩住瑜伽带的中央位置。挺胸，保持肩膀平衡，后背挺直。用一只手抓住瑜伽带的两端。像背包一样把瑜伽带靠在肩上。此时，臂肘接近耳朵位置，手在头部后侧，手掌朝向天棚。

向上抬胳膊时，注意不要晃动和弯曲手腕。边抬胳膊边呼气，下落时吸气。交替进行3组动作，每组做12次。

Mr.Doo's Advice

初始状态时，颈部和腰部呈一直线，把臂肘固定在耳朵附近。初学者可以用另外一只手固定拉伸瑜伽带的臂肘，以保证不会晃动。

效果明显

屈伸臂时——锻炼胳膊、肩膀、肚子

1 把瑜伽带两端系在一起，使其通过颈部后面及肩膀。瑜伽带穿过拇指和食指之间，用手掌固定。用双手、双脚支持身体，臀部向上提起距离地面20cm。此时，臂肘展开，肩膀与手臂呈直线，膝盖弯曲90度左右。

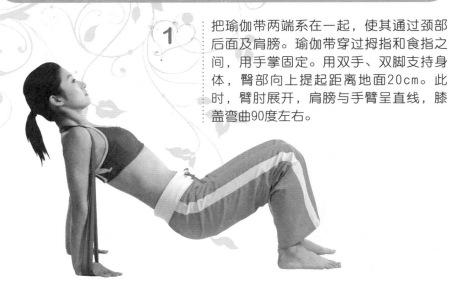

2 屈臂使身体缓缓下降，同时吸气。后背与臀部呈直线状态。回到初始状态时呼气。进行3组动作，每组做12次。

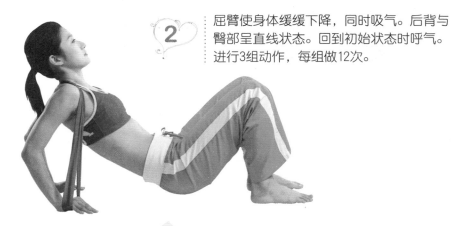

Mr.Doo's Advice

臀部回落时，不要接触到地面。腹部施力才能保证姿势正确。此动作能够减轻颈部和肩膀的紧张感。手指始终朝向前方。

效果明显

有效果

提膝——使臀部更有弹性

1 瑜伽带两端系在一起。跪在地面，瑜伽带套在左脚腕及右脚掌中央。双臂展开与肩同宽，保持颈部、背部、腰部呈水平状态。

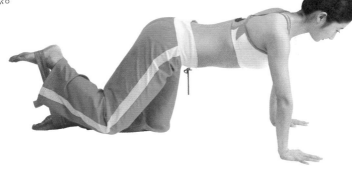

2 抬起大腿直至脚掌呈水平状态。此时，膝盖保持90度角。抬起时呼气，慢慢回到初始状态时吸气。另一侧也用相同方法进行。交替进行3组动作，每组做12次。

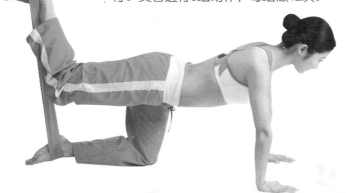

想瘦哪里瘦哪里·魔力瑜伽带瘦身

Lesson4 减肥也可以有所选择

Mr.Doo's Advice

腰部要保持水平。从初始状态到抬起时，要保证大腿抬高至臀部以上10度左右。这样，久而久之臀部会更有弹性。

效果明显

单脚后伸——为追求性感而刺激臀部肌肉

1 瑜伽带置于右脚掌中央，双手抓住瑜伽带两端。颈部、背部、腰部展开并保持水平。双臂展开与肩同宽，臂肘展开呈直线。膝盖弯曲呈90度角。

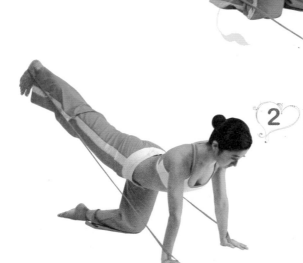

2 带有瑜伽带的一只脚向后上方蹬出。此时，臀部、大腿、膝盖与水平线呈15度角。高度超过此范围容易对腰部产生伤害，需要注意。抬脚时呼气，回到初始状态时吸气，动作要缓慢。另一侧也用相同方法进行。进行3组动作，每组做12次。

Mr.Doo's Advice

臀部与脊椎呈直线。臀部位置保持不变，上体不可转动，腰部与地面保持水平。抬脚时注意不要对腰部产生伤害，回到初始状态时，膝盖与地面保持10cm距离。

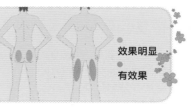

效果明显

有效果

64

提升骨盆——骨盆曲线优美，才会造就性感美臀

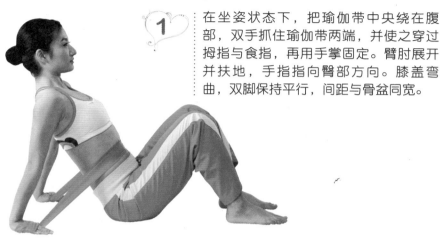

1 在坐姿状态下，把瑜伽带中央绕在腹部，双手抓住瑜伽带两端，并使之穿过拇指与食指，再用手掌固定。臂肘展开并扶地，手指指向臀部方向。膝盖弯曲，双脚保持平行，间距与骨盆同宽。

2 边拉瑜伽带边慢慢向上抬起骨盆。保持膝盖弯曲呈90度，膝盖与脚腕呈直线。手臂伸直并与腰线呈90度。提升时吸气，回到初始状态时呼气。进行3组动作，每组做12次。

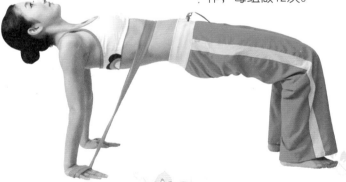

Mr.Doo's Advice

臂肘不可弯曲。抬起骨盆时，头部不要过分后倾。背部、臀部、大腿保持水平。视线向上，膝盖与脚腕呈直线。回落时，臀部与地面保持10cm的距离。

效果明显

有效果

站立后踢——使臀部更有弹力，腿部更纤细

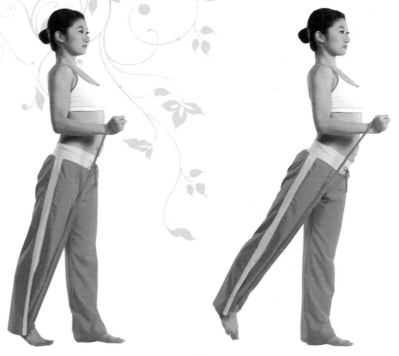

双脚并拢后右脚向后移动30cm。脚掌踩住瑜伽带中央，右手抓住瑜伽带两端。臂肘保持90度状态。

臀部、大腿、膝盖施力，向后慢抬右脚。回到初始状态时，右脚不要接触地面。抬脚时呼气，落脚时吸气。另一侧也用相同方法进行。交替进行3组动作，每组做12次。

Mr.Doo's Advice

脚向后抬起时约与地面呈15度角。此时腰部不要弯曲。手臂保持静止。

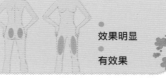

效果明显

有效果

66

提升上体1——打造性感胸部

1 双手抓住瑜伽带两端，使之绕过后背部和肩膀下侧。瑜伽带穿过拇指与食指之间，用手掌固定在地面上。膝盖着地，双腿并拢。膝盖稍向后移动，与臀部呈45度角。

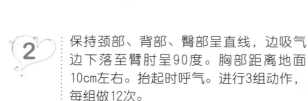

2 保持颈部、背部、臀部呈直线，边吸气边下落至臂肘呈90度。胸部距离地面10cm左右。抬起时呼气。进行3组动作，每组做12次。

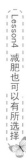

想瘦哪里瘦哪里・魔力瑜伽带瘦身

Lesson4 减肥也可以有所选择

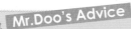

Mr.Doo's Advice

臂肘不完全伸直，因为身体重量可能会伤害到臂肘。上体向上倾时腹部不可以接触地面。腹部施力会使动作更容易进行。此动作熟悉之后方可进行"抬上体2"的练习。

效果明显

有效果

67

提升上体2——刺激胸部、上肢、腹部、下肢，甚至整个身体

1 双手抓住瑜伽带两端，使之绕过后背和肩膀下侧。瑜伽带穿过拇指与食指之间，用手掌固定在地面上。膝盖施力，双腿并拢伸直。双臂展开与肩同宽。

2 颈部、肩部、双腿呈直线，做俯卧撑动作。臀部与双腿保持水平，膝盖不要接触地面。此时，脚腕施力，竖起双脚。下落时吸气，回到初始状态时呼气。进行3组动作，每组做10次。

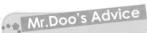

Mr.Doo's Advice

颈部、背部、双腿呈直线。此时，腹部、臀部、双腿共同用力。下落时，胸部距离地面10cm，腹部不要接触地面。对于女性来说此动作有些难度，可酌情。

效果明显

有效果

站立收胸——使胸部更美丽

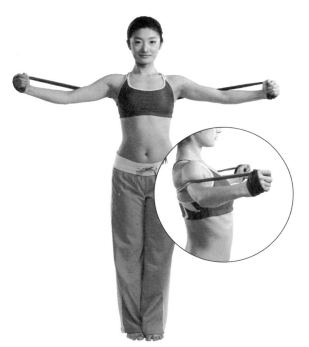

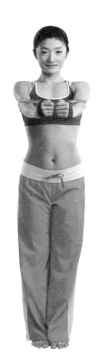

1

双脚并拢，瑜伽带绕过后背，双手抓住瑜伽带两端。臂肘固定在肩部下方15度。此时手掌朝向内侧。

2

双臂向胸部内侧靠拢。臂肘不要过分展开，弯曲15度比较合适。拉紧瑜伽带时呼气，回到初始状态时吸气。进行3组动作，每组做12次。

Mr.Doo's Advice

挺胸，后背呈直线。拉紧瑜伽带时，胸部用力。臂肘要固定在肩部下15度，如果是水平方向的，运动效果会大打折扣。

效果明显

有效果

侧抬双臂——打造美丽肩部

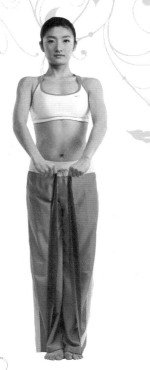

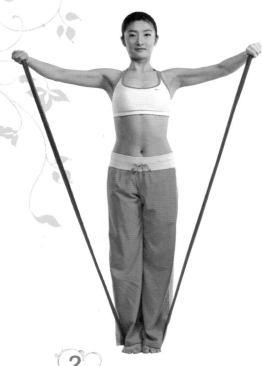

1

双脚并拢，脚掌踩住瑜伽带中央。挺胸，保持肩膀平衡，后背挺直。双手抓住瑜伽带两端，置于骨盆下10cm处。此时，手背朝向前方，臂肘弯曲15度。

2

双臂慢慢向两侧抬起，抬至与肩同高，同时呼气。双臂与肩膀呈水平。慢慢回到初始状态，同时吸气。进行3组动作，每组做12次。

Mr.Doo's Advice

进行动作时，注意不要抖动。

效果明显

双臂举过头顶——有助于塑造肩部线条

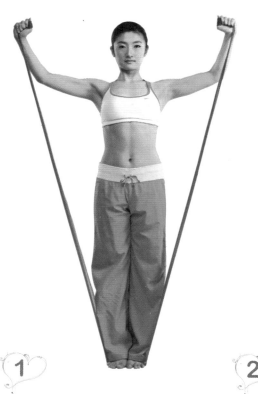

1

双脚并拢，瑜伽带中央踩在脚掌之下。挺胸，保持肩膀平衡，后背挺直。双手抓住瑜伽带两端，抬至肩膀之上，臂肘呈90度角，手掌朝向前方。

2

双手举过头顶，同时呼气。此时放松肩膀，双臂不可接触耳朵。慢慢回到初始状态，同时吸气。进行3组动作，每组做12次。

Mr.Doo's Advice

后背挺直，不可扭转。腹部呈拉直状态。抬双臂时不要完全伸直，臂肘弯曲10度。回到初始状态时，注意要保持水平及角度。

效果明显

有效果

合掌上抬——有助于缓解肩膀酸痛

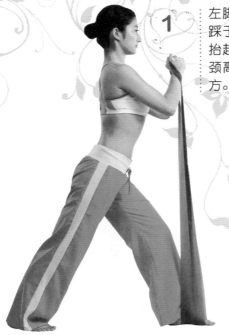

1 左脚向前踏出，宽于肩膀，瑜伽带中央踩于脚掌之下。左膝弯曲45度，右脚跟抬起。双手抓住瑜伽带两端向上抬起至颈高度。双手合在一起，小拇指朝向前方。此时，臂肘位于肩膀下方15度。

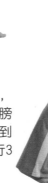

2 上抬双臂并保持固定角度，同时呼气。臂肘上抬至肩膀上方15度时停止。慢慢回到初始状态，同时吸气。进行3组动作，每组做12次。

Mr.Doo's Advice

挺胸，腹部用力向前挺出。肩部放松，屈膝时不可超过脚趾。踏出的一只脚呈直线并保持静止，另一只脚的脚跟向上抬起15度。进行动作时，臂肘始终不可展开。

效果明显

有效果

抬肩——有助于塑造脖颈曲线

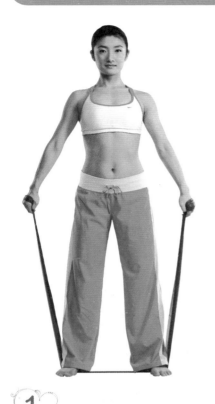 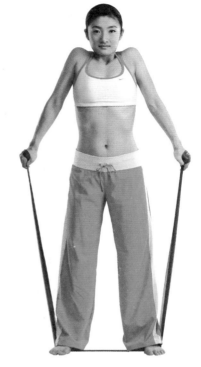

1

双脚张开，与肩同宽。双脚踩住瑜伽带正中央位置。挺胸收腹，站直。像握拳一样握住瑜伽带的两端，轻拉瑜伽带，拇指朝向前方。

2

在臂肘展开的状态下，边呼气边向上抬肩。边回到初始状态边吸气。进行3组动作，每组做12次。

Mr.Doo's Advice

在放松颈部的状态下抬肩。进行动作时要慢。

效果明显

有效果

单手拉伸——有助于塑造背部线条

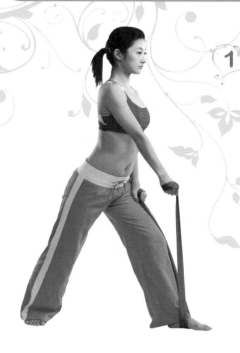

1 在双脚并拢的状态下，向前踏出左脚，幅度与肩同宽，瑜伽带中央踩于脚掌之下，双手紧握两端。左膝弯曲45度，臂肘展开，左手置于左腿上，右手与左脚垂直，拇指指向前方。保持背部、腰部呈直线并下弯45度。

2 右臂向后抬起至臂肘呈45度角。抬臂时呼气，回到初始状态时吸气。另一侧也用相同方法进行。交替进行3组动作，每组做12次。

Mr.Doo's Advice

保持颈部、腰部、臀部呈直线。弯曲的膝盖不要超过脚尖。提起瑜伽带时尽量后倾，后背会有拉伸感。后腿膝盖拉直以保持身体平衡。

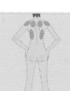

效果明显

有效果

背部：背影变漂亮

坐姿拉伸——使背影更加俊俏

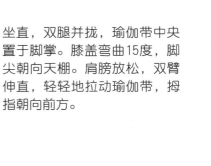

1 坐直，双腿并拢，瑜伽带中央置于脚掌。膝盖弯曲15度，脚尖朝向天棚。肩膀放松，双臂伸直，轻轻地拉动瑜伽带，拇指朝向前方。

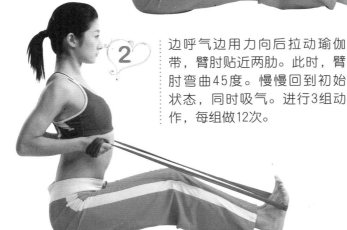

2 边呼气边用力向后拉动瑜伽带，臂肘贴近两肋。此时，臂肘弯曲45度。慢慢回到初始状态，同时吸气。进行3组动作，每组做12次。

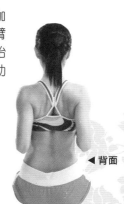

◀ 背面

Mr.Doo's Advice

拉动瑜伽带时臂肘贴近两肋。力量集中在背部。

● 效果明显

● 有效果

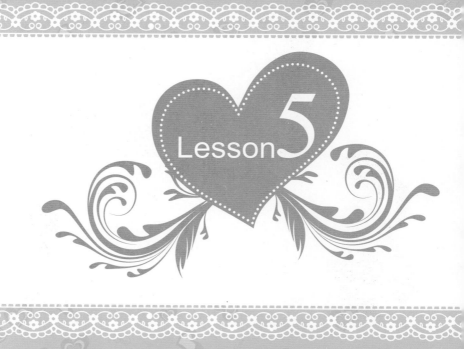

Lesson 5

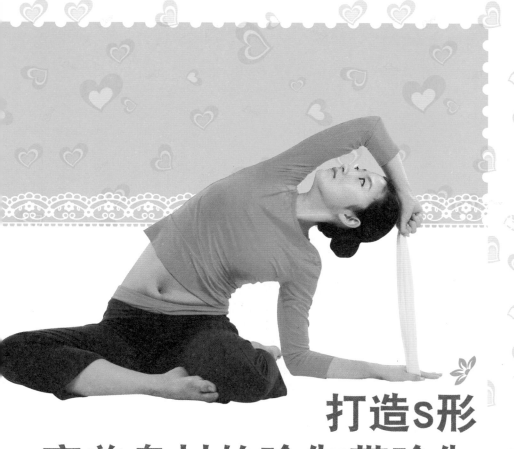

打造s形
完美身材的瑜伽带瑜伽

牛头式——有助于塑造胸部、肩部线条

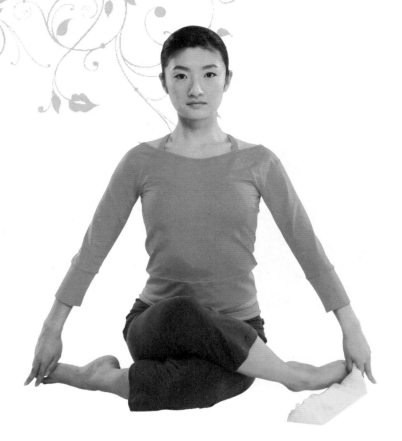

1 腰部伸直平坐，右腿放于左腿之上。
瑜伽带对折置于左手。

Mr.Doo's Advice

放松肩部肌肉。刺激上肢后部肌肉，使前臂变
得更加圆润。坐姿会刺激括约肌，有助于强化
内脏功能。

效果明显

有效果

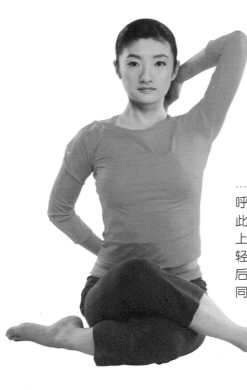

2

呼气，左手放置于脑后下方，此时瑜伽带自然下垂，右手向上抬起握住瑜伽带另一端，轻轻拉伸。呼气、吸气各进行3次后回到初始状态。另一侧也用同样方法进行。

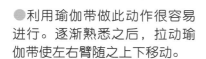利用瑜伽带做此动作很容易进行。逐渐熟悉之后，拉动瑜伽带使左右臂随之上下移动。

 ◀背面

鸽子式——有助于塑造腰部线条

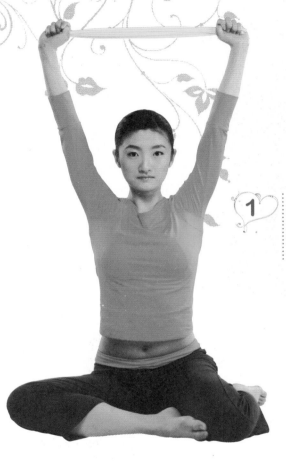

1 平坐，右腿向内屈膝，左腿向后屈膝。瑜伽带对折，双手握住两端并举过头顶。

Mr.Doo's Advice

开始时不要太勉强，尽力倾斜身体即可。熟悉之后自然能够轻松应对。

效果明显

有效果

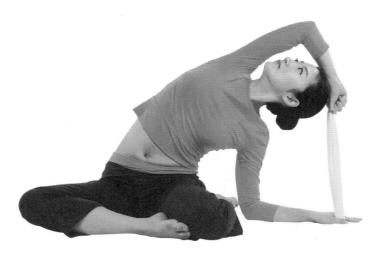

2

展开胸部、腰部，边呼气边向左侧倾斜上体。视线向上。此时，左臂肘呈90度并着地支撑。肩部和双臂放松，背部展开，双肋呈直线。呼气、吸气各进行3次后回到初始状态。另一侧也用相同方法进行。

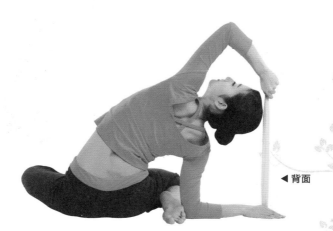

◀背面

苍鹭式——使双腿变纤细

1

在坐姿状态下，左脚屈向内侧，右膝向上弯曲竖起。瑜伽带对折并绕在右脚掌上，双手紧抓瑜伽带的两端。

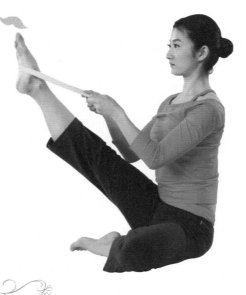

2

后腰伸直，边拉动瑜伽带边抬腿至45度，此时膝盖不要弯曲。呼气、吸气各进行3次后回到初始状态。另一侧也用相同方法进行。

Mr.Doo's Advice

可放松下体肌肉，有助于气血循环。可有效去除沉积在下面的淤血，从而使腿部线条变得美丽。对于缓解腿部水肿也有特效。对O型腿、罗圈腿亦可起到矫正作用。

效果明显

有效

瑜伽带瑜伽

V字式——具有收紧小腹的作用

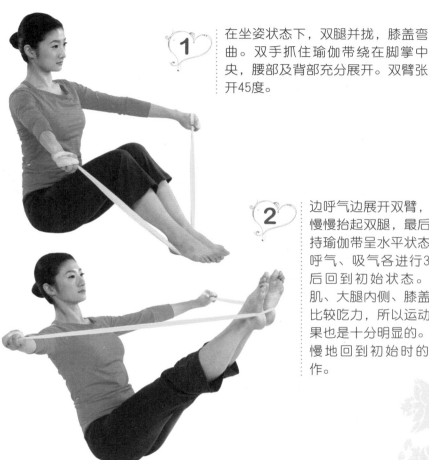

1 在坐姿状态下，双腿并拢，膝盖弯曲。双手抓住瑜伽带绕在脚掌中央，腰部及背部充分展开。双臂张开45度。

2 边呼气边展开双臂，并慢慢抬起双腿，最后保持瑜伽带呈水平状态。呼气、吸气各进行3次后回到初始状态。腹肌、大腿内侧、膝盖会比较吃力，所以运动效果也是十分明显的。慢慢地回到初始时的动作。

Mr.Doo's Advice

强化腹部肌肉，有助于收腹。不仅对于减肥有特效，对痛经、下腹冷症、消化不良也有很好的效果。除此以外，还可强化内脏。

效果明显

有效果

想瘦哪里瘦哪里·魔力瑜伽带瘦身

Lesson5 打造S形完美身材的瑜伽带瑜伽

眼镜蛇式——有助于减少背部赘肉

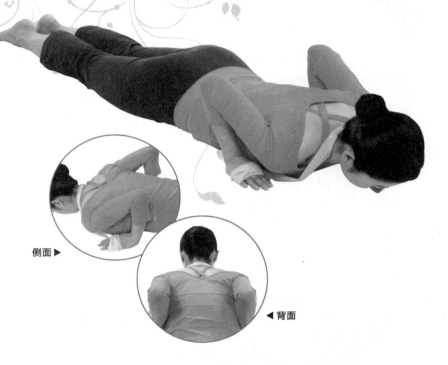

◀ 侧面

◀ 背面

① 趴在地板上，双腿并拢伸直，脚背接触地面。瑜伽带绕过颈后，双手抓住两端。双手手掌接触地面保持静止，位于胸部侧面，臂肘紧贴双肋。收紧臀部、括约肌，同时膝盖、脚尖施力。

Mr.Doo's Advice

对于去除背部赘肉有效。腰部会变得更加坚韧。可以缓解月经不调、痛经、腰痛等症状。

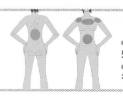

效果明显

有效果

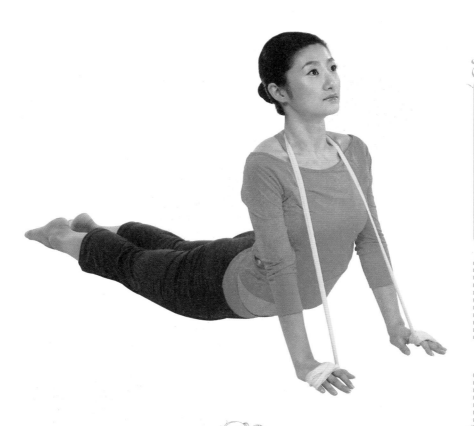

2

呼气，同时双手推地抬起上体，要尽力后倾，视线朝向天棚。抬起上体时，用力处不是双臂而是腰部。肩部放松，无须施力，臂肘展开。用瑜伽带进行动作是对全身施力，故运动效果更明显。呼气、吸气各进行3次后回到初始状态。

瑜伽带瑜伽

拱桥式——增强臀部和大腿的弹性

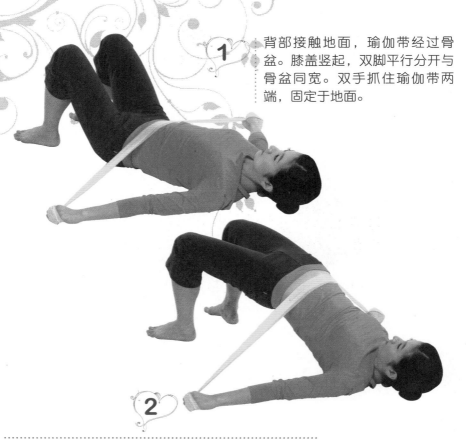

1 背部接触地面，瑜伽带经过骨盆。膝盖竖起，双脚平行分开与骨盆同宽。双手抓住瑜伽带两端，固定于地面。

2

边呼气边给臀部施力，最大限度地抬起骨盆。大腿和上体呈直线。视线朝向肚脐。呼气、吸气各进行3次后，以背部、腰部、骨盆的顺序依次下落。

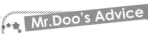

Mr.Doo's Advice

使臀部和大腿内侧更有弹性。去除腹部和腰部的赘肉，提高脊椎的柔韧性。

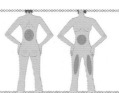

效果明显

有效果

瑜伽带瑜伽

膝盖靠胸式——对消除便秘有效果

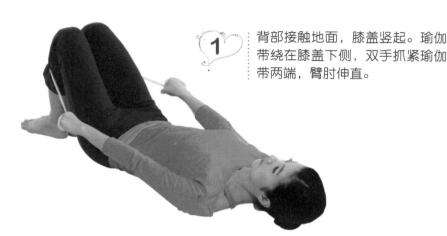

1 背部接触地面，膝盖竖起。瑜伽带绕在膝盖下侧，双手抓紧瑜伽带两端，臂肘伸直。

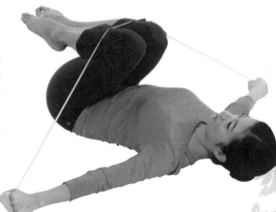

2 边呼气边抬腿。双臂伸向两侧，同时提起膝盖靠向胸部，小腿肚贴向大腿。呼气、吸气各进行3次后回到初始状态。

Mr.Doo's Advice

提起膝盖时，腹部将受到强烈刺激，有助于肠运动，对改善便秘或消化不良、排气等情况大有益处。除此以外，还有助于放松骨盆和括约肌。

● 效果明显

● 有效果

犁式——有助于缓解疲劳

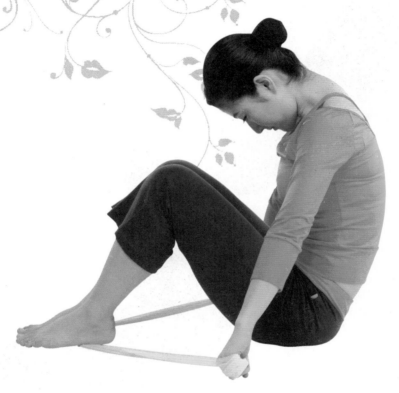

 瑜伽带中央踩于脚掌之下，双手拉紧瑜伽带坐稳。双臂尽力靠拢，双手接触地面保持静止。

Mr.Doo's Advice

可放松脊椎神经，促进血液循环，缓解疲劳。另外，还可刺激颈部和肩部肌肉，故可使其得到放松。对于预防肩周炎也有效果，对消化不良及便秘也有帮助。

• 效果明显

• 有效果

2 边呼气边向后拉伸瑜伽带，双臂向两侧张开，同时双腿滑向脑后。

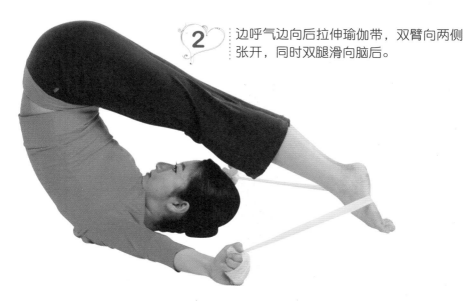

3 双臂向下拉伸瑜伽带，保持45度。呼气、吸气各进行3次后慢慢回到初始状态。初学者做起来会稍有难度，须慢慢练习。

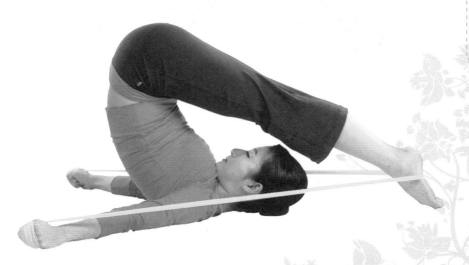

瑜伽带瑜伽

战士一式
——有助于塑造脚腕、小腿肚、大腿的线条

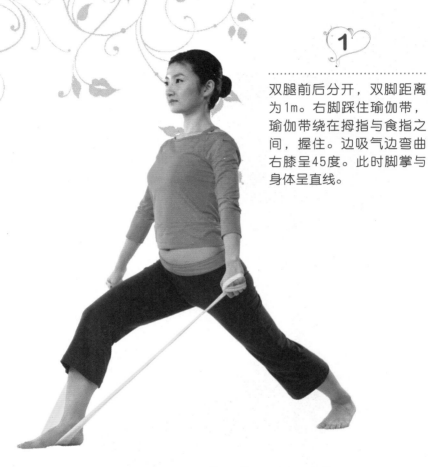

1

双腿前后分开，双脚距离为1m。右脚踩住瑜伽带，瑜伽带绕在拇指与食指之间，握住。边吸气边弯曲右膝呈45度。此时脚掌与身体呈直线。

Mr.Doo's Advice

可使脚腕、小腿肚、大腿变苗条，肩部线条变得美丽，还可有效去除前臂赘肉。对胸部、腹部、臀部甚至整个身体来说都进行了一次伸展运动。

效果明显

有效果

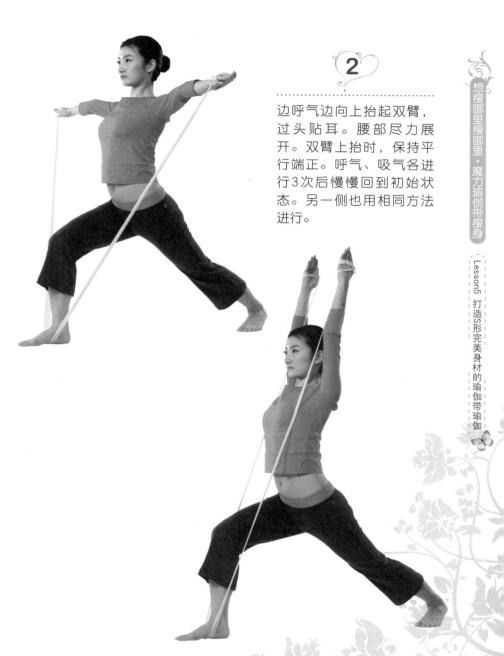

边呼气边向上抬起双臂，过头贴耳。腰部尽力展开。双臂上抬时，保持平行端正。呼气、吸气各进行3次后慢慢回到初始状态。另一侧也用相同方法进行。

瑜伽带瑜伽

战士二式——打造腿部及肩部完美线条

1 双脚分开，距离1m，保持平行。左脚踩住瑜伽带，双手抓住瑜伽带两端。左脚保持静止，右脚旋转90度。

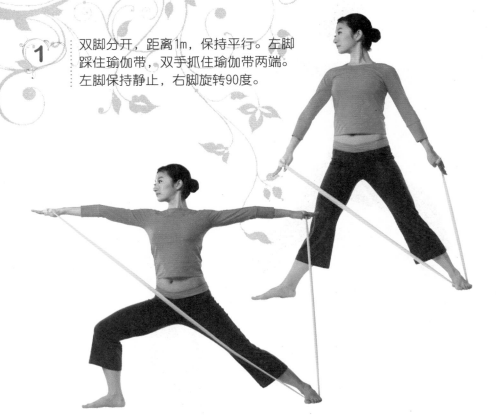

2 膝盖弯曲45度，右脚与膝盖呈直线。左腿膝盖展开，与地面呈45度角。边呼气边拉伸瑜伽带，双臂完全展开并保持水平。此时，后背及腰部不可弯曲。视线朝向右手尖。呼气、吸气各进行3次后慢慢回到初始状态。另一侧也用相同方法进行。

Mr.Doo's Advice

可使腿部及肩部线条变得完美，膝盖和骨关节也会更加柔韧。

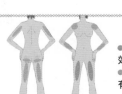

效果明显

有效果

平衡式——有助于提高骨关节的柔韧性

1 右脚踩住瑜伽带中央，双手抓紧瑜伽带。瑜伽带穿过拇指与食指之间。

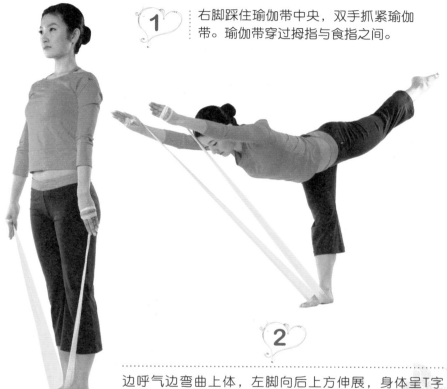

2

边呼气边弯曲上体，左脚向后上方伸展，身体呈T字形，保持平衡。要想保持此姿势不变，臀部、膝盖、脚尖都须施力。呼气、吸气各进行3次后慢慢回到初始状态。另一侧也用相同方法进行。

Mr.Doo's Advice

有助于加强平衡感，使腿部更加有力。骨关节及肩部柔韧性也会得到增强。

效果明显

有效果

93

侧三角式——打造完美S形曲线

1 双手抓住瑜伽带两端，双脚分开，距离超过1m。此时，双臂与肩部保持水平。左脚呈一字形并保持静止，右脚向外转动90度。

2 右膝弯曲，小腿与地面垂直。给左膝施力，保持此姿势不动，背部充分展开。

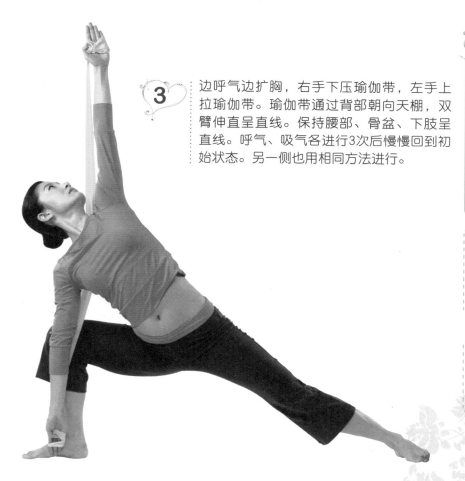

3 边呼气边扩胸，右手下压瑜伽带，左手上拉瑜伽带。瑜伽带通过背部朝向天棚，双臂伸直呈直线。保持腰部、骨盆、下肢呈直线。呼气、吸气各进行3次后慢慢回到初始状态。另一侧也用相同方法进行。

Mr.Doo's Advice

此动作对两肋及胸部、大腿内侧进行了伸展运动。对下肢、上肢及身体起到瘦身作用。还有助于提高腰部的柔韧性。

效果明显

有效果

站立头靠膝式
——有助于减去腹部和下肢的赘肉

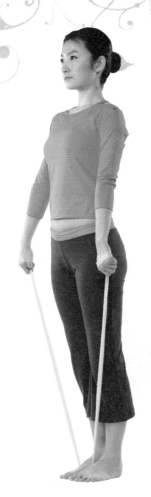

1

站直，双手抓住瑜伽带两端，右脚踩住瑜伽带。

2

抬起右脚至膝盖呈直角。左腿不要失去平衡。膝盖施力，掌握重心。

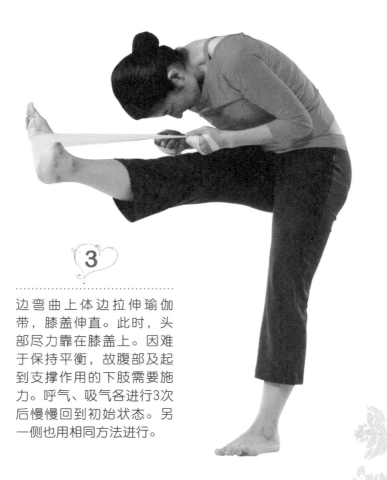

3

边弯曲上体边拉伸瑜伽带，膝盖伸直。此时，头部尽力靠在膝盖上。因难于保持平衡，故腹部及起到支撑作用的下肢需要施力。呼气、吸气各进行3次后慢慢回到初始状态。另一侧也用相同方法进行。

Mr.Doo's Advice

有助于培养集中力、忍耐力和决断力。使腹部和大腿更有力。

● 效果明显

● 有效果

瑜伽带瑜伽

座椅式——有助于塑造下肢及腰部线条

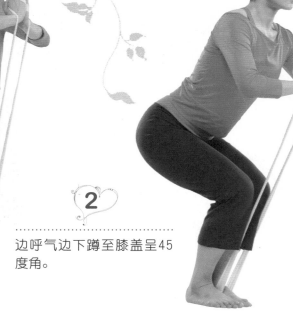

1 双脚并拢，左脚踩住瑜伽带中央站立。双脚拇指靠拢。双手抓紧瑜伽带两端并合拢。

2 边呼气边下蹲至膝盖呈45度角。

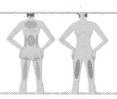

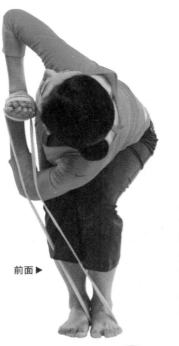

前面▶

3

保持吸气和呼气，慢慢转动上体，把左臂肘移向膝盖外侧。颈部放松，视线朝上。膝盖和臀部保持静止，只需上体转动。此时，会感到后背在展开。

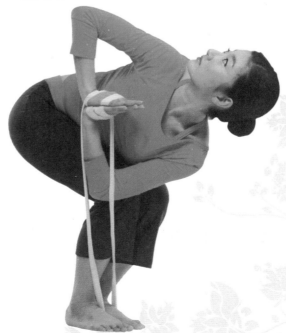

瑜伽带瑜伽

望月式——使颈部曲线更女性化

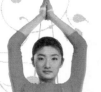

2

边呼气边抬起双臂过耳。
此时臂肘呈45度。

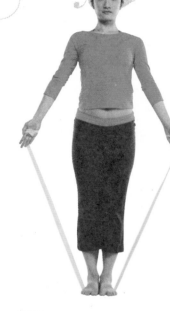

3

保持吸气和呼气，腰部和
膝盖展开，右倾上体。腹
部施力，括约肌收紧，保
持上体不前倾。另一侧也
用相同方法进行。

1

双脚并拢，双脚踩住瑜伽
带，双手抓住瑜伽带两端。

Mr.Doo's Advice

使身体侧线变得美丽，使脊椎和腹部变
得结实。进行动作时肩膀要放松。

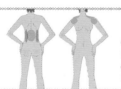

效果明显

有效果

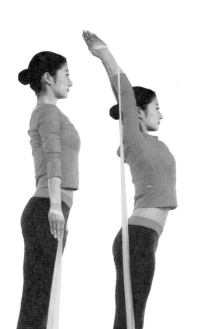

瑜伽带瑜伽

后仰式——脊椎端正，看起来才高挑

2

保持吸气和呼气，双手后扬，视线也朝向后方。肩部放松，上体慢慢后倾。3次呼气、吸气后回到初始状态。

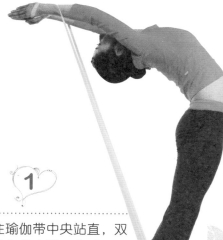

1

双脚踩住瑜伽带中央站直，双手抓住瑜伽带末端。此时，下肢和括约肌施力。边呼气边抬起双臂，双臂贴近耳边并伸直，最后合拢双手。

Mr.Doo's Advice

因为是以脊椎为中心进行动作，所以对矫正脊椎有效果。此姿势对打造腹部、肩部、下肢线条有益。

效果明显

有效果

想瘦哪里瘦哪里·魔力瑜伽带瘦身

Lesson5 打造S形完美身材的瑜伽带瑜伽

101

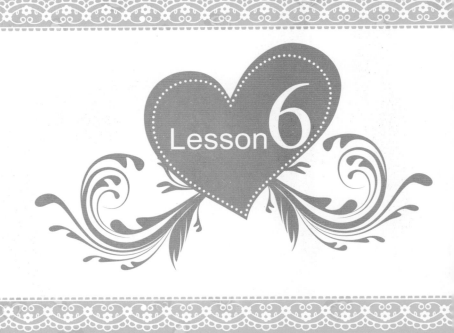

Lesson 6

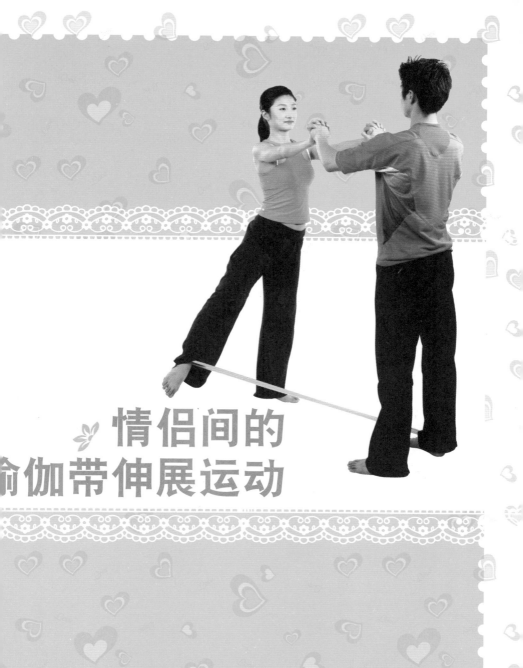

情侣间的
瑜伽带伸展运动

向胸部拉伸瑜伽带

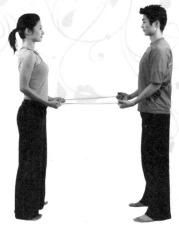

二人相向站立，双手抓紧瑜伽带。此时，双脚分开与肩同宽，挺胸。

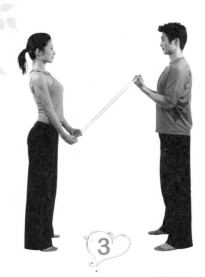

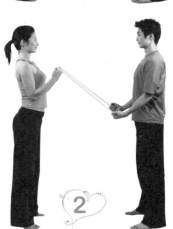

其中一人先做动作，吸气并呼气后抬起前臂呈45度。

回到初始状态，另外一个人用相同方法进行动作。每次进行3组动作，每组做12次。

Mr.Doo's Advice

对方抬胳膊时施力，可以提高运动效果。

向前抬起双臂

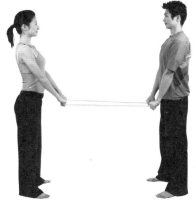

二人相向站立，一人双手抓紧瑜伽带两端，另一个人双手抓紧瑜伽带中央，两手间距离与肩同宽。双脚分开与肩同宽。

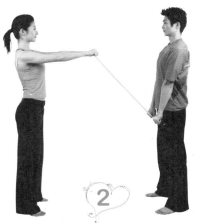

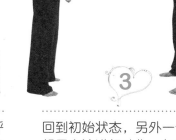

其中一人先做动作，吸气并呼气后抬起前臂呈90度。边吸气边回到初始状态。

回到初始状态，另外一个人用相同方法进行动作。每次进行3组动作，每组做12次。

Mr.Doo's Advice

腰部伸直，肩膀放松。抬胳膊时，肩膀与拳头保持水平状态，臂肘稍弯曲。对方抬胳膊时注意用力，以保证不随之抬起。

向后伸展上肢

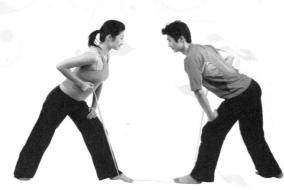

二人相向站立，用左脚踩住瑜伽带中央，用右手抓住瑜伽带末端。在后背展开状态下弯腰。左侧膝盖稍弯曲，左手置于其上，右脚后撤过肩。

二人同时吸气后呼气，同时向后拉伸瑜伽带。此时抓着瑜伽带的右臂、肩膀、臂肘呈水平状态。边吸气边回到初始状态。另一侧也用相同方法进行。交替进行3组动作，每组做12次。

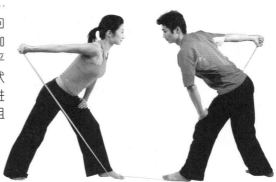

Mr.Doo's Advice

腰部要伸直。保持肩部水平，脚跟始终不动。

情侣瑜伽带运动
向前推动双臂

1

二人背对站立，一人双手抓紧瑜伽带两端，另一个人双手抓紧瑜伽带中央，两手间距离与肩同宽。双脚分开，距离与肩同宽。

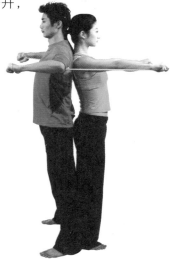

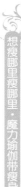

3

回到初始状态后另外一个人用相同方法进行动作。每人做3组动作，每组做12次。

2

其中一人先做动作，吸气后呼气，同时向前推动双臂。边吸气边回到初始状态。

Mr.Doo's Advice

可以同时进行也可交替进行。需要注意的是此动作应由胸部施力进行。

坐姿拉伸

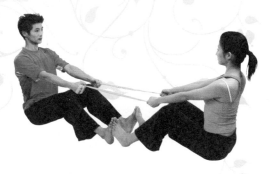

二人相向而坐，一人双手抓紧瑜伽带两端，另一个人双手抓紧瑜伽带中央，两手间距离与肩同宽。膝盖呈弯曲状，脚掌相对。

其中一人先做动作，吸气后呼气，同时拉紧瑜伽带。边吸气边回到初始状态。

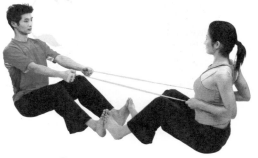

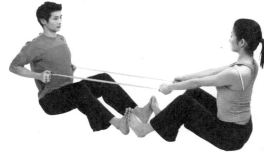

回到初始状态后另外一个人用相同方法进行动作。每人做3组动作，每组做12次。

Mr.Doo's Advice

膝盖弯曲时，注意不要向两侧展开，并要注意腰部挺直。

单脚前抬

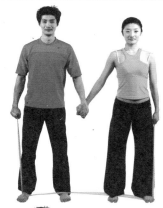

二人手拉手面向前方，双腿分开与肩同宽。位于外侧的一只脚踩住瑜伽带，瑜伽带置于内侧脚腕上方。位于外侧的一只手抓紧瑜伽带末端。

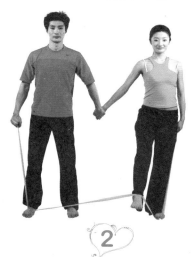

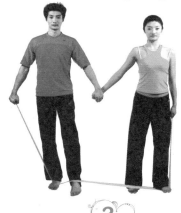

其中一人先做动作，吸气后呼气，同时将脚腕上的瑜伽带抬起45度。边吸气边回到初始状态。

回到初始状态后另外一个人用相同方法进行动作。每人做3组动作，每组做12次。

Mr.Doo's Advice

抬脚时，重心难以掌握，此时应依靠对方手的力量保持平衡。

二人手掌相对并抓住对方。系在一起的瑜伽带套在二人右脚之上。双腿分开与肩同宽。

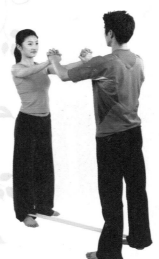

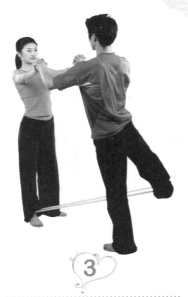

其中一人先做动作，吸气后呼气，同时向侧面抬腿至45度。边吸气边回到初始状态。

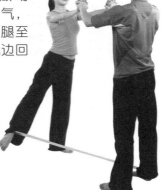

回到初始状态后另外一个人用相同方法进行动作。每人做3组动作，每组做12次。

Mr.Doo's Advice

向侧面抬腿时，膝盖、大腿、臀部要施力。向上抬起45度左右即可，切记角度不要过大。

站立扭腰

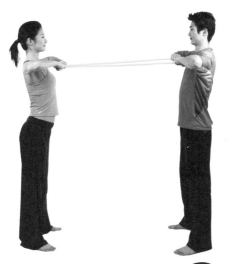

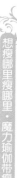

1

站直，一人双手抓紧瑜伽带两端，另一个人双手抓紧瑜伽带中央，双手距离一拳。此时，双腿分开与肩同宽，双臂与肩膀、臂肘呈水平直线。

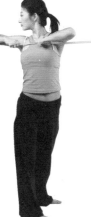

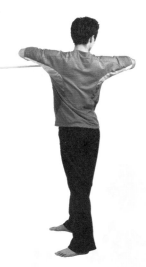

2

二人同时吸气后再呼气，并向相反方向扭腰。边吸气边回到初始状态。回到初始状态后另一侧也用相同方法进行。交替做3组动作，每组做12次。

Mr.Doo's Advice

腰部要伸直，肩膀与臂肘保持水平不动。扭腰时视线朝向臂肘。

上体抬起

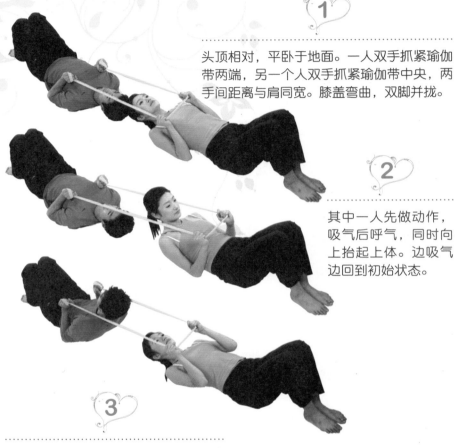

头顶相对，平卧于地面。一人双手抓紧瑜伽带两端，另一个人双手抓紧瑜伽带中央，两手间距离与肩同宽。膝盖弯曲，双脚并拢。

其中一人先做动作，吸气后呼气，同时向上抬起上体。边吸气边回到初始状态。

回到初始状态后另外一人用相同方法进行动作。每人做3组动作，每组做12次。

Mr.Doo's Advice

臂肘贴在两肋保持不动，抬起上体时注意臂肘不要移动。